누구나 살찌지 않는 체질이 될 수 있다

잘 먹어도 날씬한 사람의 비밀

누구나 살찌지 않는 체질이 될 수 있다

초판 1쇄 인쇄 2018년 3월 20일
초판 1쇄 발행 2018년 3월 26일

지은이 김혜연

발행인 백유미 조영석

발행처 (주)라온아시아
주소 서울시 서초구 효령로 34길 4, 프린스효령빌딩 5F

등록 2016년 7월 5일 제 2016-000141호
전화 070-7600-8230 **팩스** 070-4754-2473

값 14,000**원**
ISBN 979-11-89089-01-6 (03510)

이 도서의 국립중앙도서관 출판시도서목록(CIP)은 서지정보유통지원시스템 홈페이지(http://seoi.nl.go.kr)와 국가자료공동목록시스템(http://www.nl.go.kr/kolisnet)에서 이용하실 수 있습니다.
(CIP제어번호 : CIP2018008331)

누구나 살찌지 않는 체질이 될 수 있다

김혜연 지음

RAON
BOOK

건강 검진 결과표의 '정상' 두 글자를 믿지 마라

예년과 다름없이 건강 검진을 받으러 갔다가 폐암 4기 진단을 받은 40대 지인이 있다. 그는 평소에 아무런 증상도 못 느끼고 있었다고 했다. 오히려 매년 검진을 받을 때마다 주위 동료와는 달리 고혈압이나 당뇨 진단을 받지 않아 나름대로 자신의 건강을 자부해왔다고 한다.

과연 그는 그간의 '정상' 판정처럼 건강하다가 청천벽력으로 1년 만에 덜컥 암에 걸린 것일까? 만일 저선량 폐 CT를 찍어보지 않았다면 아마 암세포가 뇌나 뼈로 전이되어 두통이나 골절 등의 증상이 생긴 후에야 발견했을지도 모른다.

이럴 때 우리는 이렇게 환자들은 위로하곤 했다. "아주 빠르게 진행하는 암들이 있어요."

하지만 사실은 그렇지 않다.

지난 5년간의 그의 검진 결과지를 복기해보니 고지혈증이 매년 심해지고 있었고 당뇨 직전 단계까지 서서히 진행 중이었다. 고혈압 전 단계가 몇 년째 이어졌고 안압은 오르락내리락했다. 30대 때부터 위염을 앓던 그는 비타민D 수치까지 극심히 낮았다.

누군가가 그의 건강 변화의 추이를 유심히 살폈다면 적어도 그가 극심한 스트레스에 시달리고 있다는 것쯤은 알아챘을 것이다. 나아가 암 발생 가능성이 높은 대사 상태를 보인다는 것도 발견했으리라.

이제 나의 친구들도 어느덧 나이를 먹어 매년 건강 검진 결과지를 들고 온다. '나는 언제까지 이 일을 할 수 있느냐? 덜컥 암에 걸리지는 않을까? 50대 남자들의 걱정은 딱 2가지야'라고 입을 모아 말한다. 그런 불안감을 먹고 값비싼 건강 검진들이 팔리고 있다.

그들이 가져온 결과지의 표지에는 검사 결과들이 간략하게 요약되어 있고 뒷면에는 주의할 점들이 적혀 있다. '운동은 이렇게 하시고 식단은 저렇게 드세요.' 필요한 열량까지 계산해서 보여주지만 그걸 이해하고 응용하는 사람들은 드물어 보인다.

검진 결과지의 문제점은 검사의 기준치가 질병이 있느냐 없느냐를 판단하려고 설정되어 있기 때문에 정상 범위가 너무 넓다. 다양한 검사의 결과들이 범위 내에만 들어가면 기계적으로 정상으로 판독된다.

게다가 우리 몸은 전체가 유기적으로 연결되어 상호작용하는데도 불구하고 폐, 간, 위, 대장으로 분리해서 그 부분의 정보만 읽고 정상, 비정상으로 가른다.

또한 매년 검진을 시행했는데도 건강 변화에 대한 추이를 적극 좇아보지 않는다. 안타깝게도 사람들은 권위에 너무 쉽게 복종하므로 대형병원의 비싼 검진 결과지를 믿고 자신이 느끼는 증상은 뒤로하고 큰 일 없이 넘어가는 것에 안도한다.

비만 환자들을 진료하다 보면 모녀가 함께 오는 경우를 종종 보게 된다. 몇 년째 이들을 진료하다 보니 나름의 가설이 생겼다. '엄마보다 건강 상태가 좋은 딸은 드물다'라는 것이다. 부모님 세대는 미네랄이 풍부한 땅에서 자란 채소를 매일 먹고 웬만한 거리는 걸어 다녔더랬다.

지금의 우리 아이들은 어떤가?

어릴 때부터 공부하랴 컴퓨터 들여다보랴 집 밖을 잘 나서지 않는다. 그나마 야외 활동을 할 때도 선크림을 발라 비타민D가 합성될 틈을 주지 않는다. 주로 먹는 음식은 밀가루로 만든 음식이고 초등학교에 입학하는 순간부터 취업의 관문을 뚫기까지 끊임없는 경쟁과 스트레스에 시달려야 한다.

그 결과 만성 여드름, 아토피, 탈모 환자가 생기고 식욕 조절로 해결되지 않는 비만 환자들이 계속 늘고 있다. 더 심각한 문제는 이러한 환자들이 가지고 있는 호르몬의 이상이 생리의 이상을 일으켜 불임으로 고통받게 한다. 면역력이 떨어져 암의 발병 위험도가 점점 높아지는데도 이들을 총체적인 관점에서 검사하고 치료해줄 시스템은 존재하지 않는다.

다이어트를 반복하는 젊은 여성은 1년에 9번 이하로 월경하는 희발 월경인 경우가 많다. 이들 중 대부분이 원인을 알기 위한 검사와 근본적인 치료를 하지 않고 체중 감량에만 열을 올린다. 하지만 이들은 결혼 후에 불임으로 고심하고 중년에 이르러 심한 갱년기 증세를 맞게 된다.

2018년, 대한민국 사회는 만성 피로에 시달리는 사회다. 피로의 사전적 의미는 과로로 정신이나 몸이 지친 상태를 말한다. 과로의 사전적 의미는 몸이 고달플 정도로 지나치게 노동한다는 것을 일컫는다. 고달플 정도로 일하려면 적어도 에너지원이라도 제대로 공급이 되어야 한다.

하지만 제대로 못 챙겨 먹거나 위장이나 소장의 흡수 기능에 문제가 있어서 에너지원이 공급되지 못하는 이들이 많다. 이런 상황에서 인생의 큰 스트레스까지 맞닥뜨리면 부신 호르몬 기능은 다른 사람보다 더 과열될 수밖에 없다. 2차적으로 성호르몬 기능의 문제를 불러온다. 이러한 문제가 오랫동안 해결되지 않는다면 갑상선호르몬 체계에도 이상이 올 것이다.

이런 환자의 세포 입장에서는 생존에 필요한 영양소들이 제대로 공급되지 않으니 물자를 계속 공급해달라는 신호를 뇌에 보낸다. 우리는 그 신호를 식욕이라고 오해하고 식욕만 억제한다면 비만이 해결되리라고 기대해왔다. 식욕 억제가 비만의 해결책이 되었다면 수많은 종류의 식욕 억제제가 개발되어 있어 지금은 비만율이 현저히 떨어져야 하지만 전 세계적으로 그 수치는 나날이 증가하고 있다.

최선의 비만 치료 방법은 내 몸이 필요한 영양분을 적시에 충분히 공급해서 세포를 만족하게 해주는 것이다. 그러려면 세포가 원하는 것이 무엇인지를 정확히 알아야 한다. 우리는 끊임없이 자신의 몸에 관심을 두고 내 몸의 소리에 귀를 기울여야 한다. 내 몸의 요청에 적절히 대응하고 필요한 경우 전문가의 도움을 받을 수 있다면 더더욱 좋을 것이다.

15년 전 딸의 생리 불순과 잦은 설사를 치료하면서 시작된 의문들을 풀려고 시작된 공부가 지금의 저자를 만들었다. 환자를 치료하기 위해 고민하며 얻은 값진 지식이 오히려 나와 가족의 건강에 도움이 되는 것을 보면서 환자 사랑이 가족 사랑임을 깨달았다.

노트북 앞에서 보낸 2년여의 긴 집필 시간에도 내 곁을 떠나지 않고 응원을 아끼지 않은 남편에게 늘 고맙고 사랑한다는 말을 전한다.

의업의 길을 시작하는 두 딸에게 응원을 아끼지 않으며 의사라는 매력적인 직업을 선택할 수 있었던 것이 은총임을 말하고 싶다.

돌아가신 우리 아버지… 마지막까지 생의 의지를 불태우시며, 죽음으로써 딸에게 많은 가르침을 주고 가셨다. 늘 긍정적인 자세로 생에 임하는 우리 어머니의 앞으로 펼쳐질 생의 모습이 기대되고 응원을 아끼지 않는다.

평범한 개원의였던 나에게 비전을 보여주고 용기를 북돋았던 지엔케어GNCARE 김현배 대표께도 감사드린다.

2018년 3월

김혜연

차례

1장

건강한 삶에 켜진 비만이라는 빨간불!

1 검진 결과 분석은 100세 건강으로 향하는 지름길

A씨는 올해도 마찬가지로 건강 검진 결과지를 받아들자니 가슴이 조마조마해진다.

재작년 갑자기 어지러워 쓰러진 후 고혈압으로 진단받아 2년째 약을 먹고 있다. 게다가 5년 전부터는 콜레스테롤 수치가 높아져 고지혈증 약을 먹고 있는데도 잘 조절되지 않는다. 아무래도 이번 검진 결과를 보고 약 용량을 올려야겠다는 결심을 한다. 20년은 더 건강하게 살아야 아직 초등학생뿐이 안 된 늦둥이 딸 뒷바라지라도 마칠 텐데 말이다. 몸은 언제나 천근만근 무겁고 어젯밤 잠을 설쳐서인지 식은땀이 나고 피곤함이 몰려온다. 지금도 너무 피곤해서 빨리 검사 결과를 확인하고 집으로 돌아가서 한숨 잠들고만 싶다.

"A님, 많이 피곤해 보이시네요?"라고 말을 걸자 "네. 피곤해서 땅을 파고 기어들어가는 기분이에요. 이번 검진에서 콜레스테롤 수치는 어떤가요? 약 용량을 올려야 할까요?" 하고 다급하게 묻는다.

"저희 병원에서 8년째 건강 검진을 하시잖아요. 안 바쁘시면 지난 검진 결과의 변화를 모두 살펴봐서 몸이 어떻게 변해가고 있는지 설명해드릴게요"라고 안내하며 그간의 그녀의 건강 검진 기록을 확인했다.

방사선 검사, 초음파 검사, 내시경 검사, 혈액 검사 자료들을 연도별, 항목별로 정리해 관리하고 있기 때문에 올해의 검진 결과뿐 아니라 매년 조금씩 변해가는 몸의 상태까지 볼 수 있다.

일단 그녀는 공복 혈당이 매년 107, 108, 106mg/dl로 유지되면서 갑상선의 기능을 보여주는 호르몬의 수치는 해마다 조금씩 갑상선 기능이 떨어지고 있었다. 초음파 검사상에서는 지방간이 보이고 간의 염증 수치도 매년 35~40 정도로 정상 범위의 기준을 넘나들고 있었다.

검진을 시작한 2009년부터 내시경 검사에서는 위염이 발견됐고 골 밀도는 2015년까지는 정상 범위였으나 폐경이 된 재작년부터 떨어지기 시작했다. 올해는 골 밀도Z sore -1.4로 골 감소증의 기준 안으로 들어섰다.

"검사 결과들을 보니 많이 피곤해하시는 이유를 충분히 알겠어요. 위염으로 위와 장에서 영양분의 흡수가 원활히 되지 않으니 예전부터 다른 사람들보다 빨리 피곤해지겠어요. 그래서 자꾸만 탄수화물의 섭취가 많아지고 그 때문에 중성지방Triglyceride이 간에 쌓여서 지방간이 되고 지방간 때문에 간 수치가 올라가서 더 피곤해지는 악순환을 몇 년째 겪고 있네요. 혈당 검사도 올해까지는 당뇨가 아닌 것으로 판정이 났지만 지금 추세라면 내년에는 정상 범위에서 벗어나겠어요. 재작년에 폐경이 되고 에스트로겐의 분비량이 확 적어지니 뼈의 밀도도 많이 떨어졌어요. 이 추세라면 내년이나 내후년까지 골다공증으로 진행할 가능성이 높답니다. 에스트로겐은 골 밀도의 유지에도 중요하지만 지금 가장 걱정되는 심장이나 뇌혈관 질환의 예방에 몹시 중요하니 여성호르몬 치료를 바로 시작하시는 것이 좋겠어요"라고 안내했다.

"호르몬제를 먹으면 유방암에 걸리지 않나요? 겁나서 호르몬제를 먹는 건 생각도 안 해봤어요."

"네. 여성호르몬제를 먹으면 유방암에 걸릴 위험이 크다는 발표들이 더러 있었지만 요즘은 호르몬제를 먹었을 때의 득과 실을 따져서 본인에게 적합한 호르몬제의 종류를 정하고 매년 검진을 통해 관찰해나가는 것이 훨씬 유리하다는 것이 의료계의 흐름입니다. 심장 질환의 가족력도 있고 100세 시대를 앞둔 지금, 남은 인생의 질을 크게 결정하는 것은 뼈 건강일 테니까요. 폐경기에 여성호르몬 수치가 떨어짐에 따라 심장, 뇌혈관 질환의 빈도도 같이 올라가요. 그리고 비타민D의 수치를 높게 유지하는 것이 뼈 건강을 지키는 데 중요하니 비타민D 검사를 추가로 해보세요. 비타민D가 높으면 뼈가 단단해지는 데 도움도 되지만 탄수화물의 대사를 도와주기 때문에 혈당 유지와 지방간 개선에 도움이 됩니다. 지금보다 훨씬 덜 피로할 거예요.

지금과 같은 컨디션이 계속 유지되면 복부 비만이 심해져서 결국 관절에도 무리가 오실 거예요. 그럼 또 관절약을 복용해야 하고 관절약 때문에 살이 찌는 악순환의 고리가 하나 더 생긴답니다."

내 말을 유심히 듣던 그녀는 근심이 가득한 목소리로 물었다. "뱃살을 빼는 방법도 있나요? 피곤하기도 하지만 살이 찌고 옷 맵시가 안 나서 밖을 안 나가게 되네요. 그래서 더 살이 쪄요."

"그럼요. 신체 각 부분의 기능이 되살아나면 언제 그랬냐는

듯이 피곤도 없어지고 예전의 몸매를 되찾을 수 있을 거예요."

콜레스테롤 수치 때문에 걱정을 한가득 안고 진료실에 들어섰던 그녀는 앞으로 피로가 풀릴 뿐만 아니라 날씬해지고 가족력인 심장병의 위험에서도 멀어질 방법이 있다는 말에 희망찬 표정으로 병원을 나섰다.

우리는 조상으로부터 23쌍의 염색체와 에너지를 생성하는 미토콘드리아를 물려받았기 때문에 신체는 나이가 들어가면서 어떤 경향을 띠고 변화한다. 암이나 다른 질환의 가족력이 나에게 있다면 건강 신호에 빨간불이 들어오기 전에 노란색 불의 신호가 들어 왔을 때 미리 관리하고 예방해야 한다.

우리가 내 몸의 병을 알아내려고 행한 검사 결과의 정상 유무뿐 아니라 상호 관련성을 분석해 몸의 기능을 평가한다면 각 장기의 질환 발병을 미리 예방할 수도 있다.

세포는 변화를 거듭하고 내가 먹는 음식에 따라 유전자까지도 변한다는 발표가 있다. 검진의 목표를 질병의 진단만이 아니라 건강 증진에 둔다면 나의 미세한 변화도 알아차리고 관리해줄 수 있는 '검진 주치의'를 두는 것이 훨씬 유리하다.

100세를 살게 되었지만 30년은 아프고 산다는 말이 있다. 미리 관리하고 준비해서 100세를 건강하고 행복하게 사는 길을 찾기를 바란다.

비만은
암의 전조 증상

한국인의 목숨을 앗아가는 주된 원인은 메르스Middle East Respiratory Syndrom, MERS, 신종 인플루엔자H1N1같이 감염성 질환 또는 교통사고 같은 사고가 아니다. 암, 고혈압, 당뇨병 같은 만성 질병들이다. 이 질환들의 무서운 점은 심각한 합병증이 생길 때까지 소리 없이 우리 몸의 기능을 서서히 망가뜨린다는 것이다. 현재 한국인의 사망 원인 중 독보적인 1위를 차지하고 있는 암의 발병 원인은 바로 비만이다.

대장암, 식도암, 신장암, 유방암, 자궁경부암은 비만한 사람들에게 더 많이 발생한다고 밝혀진 바 있다. 2016년에 세계보건기구World Health Organization, WHO의 산하 기관인 국제암연

정상 체중 대비 (고도) 비만의 암 발생

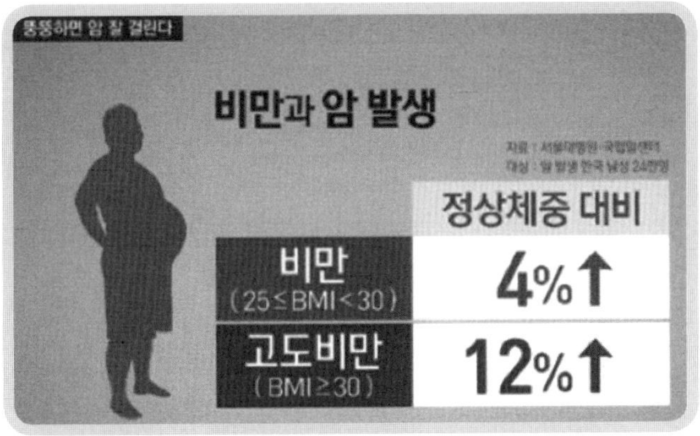

출처: SBS뉴스, '뚱뚱하면 암에 잘 걸린다… 2차 암 위험도 높아' 보도(2016. 10)

정상 체중 대비 비만 성인의 암 발생률

식도암	1.5배	간암	1.5배
갑상선암	2.2배	담도암	2.2배
대장암	1.9배	전립선암	1.9배
신장암	1.6배	폐의 소세포암	1.5배
자궁내막암	1.6배	임파선암	1.5배
담낭암	1.6배	흑색종(피부암)	2.8배
식도암	1.5배	신장암	1.3배

출처: 국민건강보험공단(2005)

구소International Agency for Research on Cancer, IARC는 위암, 간암, 담낭암, 췌장암, 난소암, 갑상선암, 다발성 골수종까지 비만과 관련이 있음을 추가로 발표했다. 무려 13가지의 암이 비만과 직접적인 관련이 있다. 유감스럽게도 위의 암들은 최근 우리나라에서 급속히 늘고 있는 질병들이다. 2005년, 보건복지부에서도 비만일 경우에 발병할 확률이 높아지는 암이 있다고 발표했고 암 환자의 증가 원인으로 비만 인구의 증가를 꼽았다. 이제 비만의 예방과 치료는 필수 사항이 되었다.

우리나라 소아 청소년 6명 중 1명은 과체중이거나 비만이다. 25세 이하 소아 청소년기의 비만은 성인이 되었을 때 암의 발생을 높이는 원인이 된다. 청소년기의 비만은 성인 비만과 달리 지방 세포의 크기뿐만 아니라 개체 수까지 증가시키기 때문에 일생의 건강을 좌우할 만큼 영향력을 끼친다.

비만은 어떻게 암을 발생시킬까? 우리 몸에 들어와 사용되고 남은 영양분은 지방 세포에 저장된다. 스스로 다양한 종류의 호르몬을 분비하는 지방 조직은 지방 세포가 많은 경우, 에스트로겐Estrogen을 과다 분비할 수 있다. 따라서 지나치게 살이 찐 여성들은 과다 분비되는 에스트로겐의 위험에 노출되어 유방암과 자궁내막암처럼 여성호르몬의 영향을 받는 암의 발생이 증가할 수 있다.

또한 비만한 사람들은 정상인보다 세포의 성장을 지나치게 활성화시키는 여러 호르몬(인슐린Insulin, 아디포카인Adipokine, 렙틴Leptin) 분비가 증가한다. 그래서 과도하게 성장한 세포가 결국 암세포 생성을 재촉한다. 또한 지방 세포는 암세포 성장을 촉진하는 여러 유전자의 조절에도 관여한다. 비만인 사람들은 지방이 여러 염증 물질을 분비해 대부분 세포 조직이 만성적인 염증 상태에 놓여 있다. 활성화된 염증성 신호 전달은 암세포를 깨운다.

내 몸에 들어온 영양분이 효율적으로 쓰이지 못하고 지방 세포에 축적될 때 위의 과정들이 서서히 진행된다. 암세포는 증식하여 지름이 1cm, 무게 1g 정도가 되어야 진단할 수 있다. 암세포가 처음 발생하여 1cm로 증식하기까지의 기간은 암 종류에 따라 다르다. 20~30년까지도 걸릴 것으로 추정하고 있다. 1cm 정도로 커진 암은 급격히 증상을 나타낸다. 암을 발견하더라도 이전의 건강으로 되돌릴 수 없는 단계인 경우가 허다하다.

몸을 비만하게 유지한다는 것은 내 몸을 암의 잠복기인 상태로 내버려두는 것이다. 모든 일은 돌이켜보면 원인이 있지만, 그것을 알려주는 징조는 너무나 사소해서 관련이 없는 것처럼 느껴질 때가 잦다. 서정주 시인의 어느 시구처럼 '봄날에

소쩍새 우는 소리를 들으면서 가을에 국화꽃이 필 것을 예견할' 수 있는 사람은 드물다. 비만은 천둥이 울고 무서리가 내리는 것과 같다. 앞으로 일어날 위험을 감지하고 예방해야 한다. 발등에 불이 떨어진 후 허둥대면 돌이킬 수 없다.

국민건강보험공단과 인제대학교 일산백병원 가정의학과 오상우, 윤영숙 교수진은 공동 연구 끝에 "비만은 한국인의 암 발생의 주요 원인 중 하나"라는 사실을 발표하였다.

미국 등의 서양에서는 비만과 암의 상관관계가 이미 밝혀졌지만 상대적으로 작은 체구를 가지고 생활 습관이 다른 아시아인들도 비만이 과연 암 발생률을 높일지는 의문으로 남아 있었다.

연구진은 한국인 성인 남성 78만 명을 대상으로 10년간 추적한 결과, 비만은 한국인에게도 암 발생의 위험을 높인다는 사실을 발견했다. 비만도가 높아질수록 대장암, 직장암, 간암, 담도암, 전립선암, 신장암, 갑상선암, 폐의 소세포암, 임파선암, 피부암 등 암 발생률이 높아졌다.

비만한 사람이 정상 체중의 사람보다 대장암에 걸릴 위험은 1.9배, 간암은 1.6배, 담도암은 2.2배, 전립선암은 1.9배, 신장암은 1.6배, 갑상선암은 2.2배, 폐의 소세포암은 1.5배, 임파선암은 1.5배, 피부암은 2.8배 높다.

특히 우리나라에서 가장 흔한 위암의 경우, 체질량 지수 30(kg/m²) 이상의 고도 비만한 사람(비흡연자 기준)은 정상 체중보다 암에 걸릴 가능성이 73%나 높게 측정됐다. 위암을 비롯해 간암, 담도암이 비만과 관련 있다는 보고는 지금까지 알려진 바 없는 최초의 연구 성과다.

종류와 상관없이 암 발병률은 정상 체중의 사람보다 고도 비만한 사람이 26% 정도 높다. 흡연이 비만과 암에 영향을 끼칠 수 있으므로 비흡연자만을 대상으로 추가 분석을 시행한 결과 체질량 지수 30(kg/m²) 이상의 고도 비만인 사람은 암에 걸릴 확률이 정상 체중보다 62%나 더 높게 나타났다.

최근 국내에서 급속히 발병률이 높은 여러 암이 바로 비만과 관련 있다고 밝혀진 것들이다(대장암, 갑상선암, 전립선암, 신장암, 피부암 등). 국내에서 비만 인구가 급격히 증가하고 있다는 사실과 연구 결과를 살펴보면 암 환자의 증가 원인으로 비만 인구의 증가가 커다란 몫을 차지하고 있음을 알 수 있다.

비만의 예방과 치료는 한국인의 암 예방을 위한 필수 사항이다. 우리 모두 비만이 당뇨병, 고혈압, 심혈관계 질환 등의 합병증을 가져와 사망률을 높인다는 사실을 익히 알고 있다. 이번 연구 결과로 비만은 심지어 암까지 유발한다는 사실이 밝혀졌다.

우리 사회가 극복해야 할 가장 중요한 건강 문제 중 하나는 비만이다. 암과 다양한 합병증을 치료하려면 막대한 의료 비용이 든다. 국가는 이를 바로잡고 국민 건강을 증진시키려면 하루빨리 비만을 질병으로 인정하고 사회적으로 이를 관리하는 대책을 수립해야 한다.

비만이 암을 증가시키는 기전이 아직 명확히 밝혀지지는 않았다. 아마 과잉 체지방이 호르몬의 변화를 일으켜 인슐린, 렙틴 등을 증가시키고 시토카인Cytokine 등 다양한 물질들을 분비해 암 발생의 위험을 높이는 것으로 추정된다. 본 연구 결과는 미국 임상종양학회American Society of Clinical Oncology가 발간하는 공식 저널 《Journal of Clinical Oncology》(7월 20일호)에 실렸다.

국민건강보험공단의 비만 예방

- 건강 검진 결과 수검자의 56%가 과체중으로 나타났다(2003년). 비만은 당뇨, 고혈압, 심장 질환 등 성인병뿐 아니라 각종 암 발생의 주요 원인으로 나타나므로 사전 예방을 위한 보건 교육 및 생활 체육을 강화해 나가고 있다.

- 전국 건강증진센터 16곳에서 검진 결과, 비만 고위험군을 대상으

로 운동 지도, 건강 측정을 시행할 예정이다.

- 우리나라 전국에 체성분 분석기 67대를 배치해 비만도 측정 및 상담 진행.
- 건강위험평가HRA는 생활 습관 및 가족력, 환경 요인에 기초해 개인의 사망 위험도를 평가하는 도구로 건강 나이와 목표 나이를 제시한다.
- 건강 문고 63만 부, 체질량BMI 측정표 28,186개, 6종의 건강 비디오 2,106개 등 비만 관련 홍보물 제작 및 배부.
- 3개 해수욕장에서 건강 캠프 실시(참가자 18,670명).
- 지사에 체성분 분석기와 혈압 측정기 등 건강 측정 기기를 설치해서 무료로 비만도 측정 및 상담 진행.
- 6개 지역 본부에서 국민생활체육대회를 개최(참가자 27,108명). 건강부스 운영해서 체성분 분석과 비만도 측정 서비스 시행.
- 초등학교 4~5학년 학생을 대상으로 한 비만 관리 프로그램(날씬이 교실), 초등학생과 학부모가 함께 오르는 비만극복등반대회를 실시. 30~60대 비만한 성인 30명을 대상으로 체형 변화 비교하는 건강 웰빙 대학을 설치하고 운영.

3 치매를 부르는 4050의 비만

스트레스가 많은 현대인에게 암보다 더 무서운 것은 치매일 것이다. 가족 중에 치매 환자가 생기면 가족 구성원들의 삶까지 풍비박산이 나는 사례들을 무수히 볼 수 있다. 현재 치매의 발병률은 10명 중 1명 정도이지만 국민 2명 중 1명은 언젠가 자신이 치매 환자가 될까 걱정하는 조사 결과도 있다. 특히나 노인들은 자신이 치매에 걸릴지도 모른다는 걱정이 피부에 와닿는다.

우리나라는 2000년에 65세 이상의 노인 인구 비율이 7.2%로, 고령화 사회에 진입했다. 2026년이면 그 비율이 20%에 육박하는 초고령 사회가 될 것으로 예상하고 있다. 현재 65세 이상 노인 중 치매 유병률은 8~13% 정도이며 65세가 지나면 5년마다 치매 유병률이 2배씩 뛰어오른다. 치매와 연관성이 있다고 밝혀진 중년 비만 인구가 늘고 있는데다 평균 수명의 증가로 노인 인구가 늘어나는 것을 고려한다면 국민의 불안감이 어쩌면 현실로 나타날지도 모르겠다.

2012년, 미국 샌프란시스코 캘리포니아 의과대학 신경정신과 전문의 크리스틴 야페Kristine Yaffe 팀이 인지 장애가 없는 고령 여성들을 4년간 추적한 결과, 대사증후군의 인자들을 가진 사람들이 인지 장애의 발병 위험이 크게 나타났다고 발표했다. 대사증후군의 5개 구성 인자 중 1개가 늘어날 때마다 인지 장애가 올 확률은 23%나 올랐다.

대사증후군을 진단할 수 있는 기준은 다음과 같다.

- 허리둘레: 성인 남성 90cm, 성인 여성 80cm 이상
- 공복 시 혈액 내 중성 지방: 150mg/dL 이상
- 공복 시 혈액 내 고밀도 콜레스테롤: 남성 40mg/dL, 여성 50mg/dL 미만
- 혈압: 130/85mmHg 이상
- 공복 시 혈당: 110mg/dL 이상

중년이 되면 똑같이 먹고 활동해도 복부 둘레는 눈에 띄게 늘어나기 마련이다. 여기에 혈압 또는 혈당이나 콜레스테롤이 높다면 당신에게도 치매가 올 위험이 크다.

2009년, 스웨덴 예테보리대학 연구진도 38~60세 여성 1,500명을 32년간 추적 조사한 결과, 복부 비만인 여성이 정상 체형의 여성에 비해 노인성 치매에 걸릴 위험이 2.2배 이상 높다고 밝혔다. 그 이후에도 복부 비만과 치매, 뇌혈관 질환의 발병과의 연관성에 관한 논문을 꾸준히 발표하고 있다.

치매의 종류는 다양한데 제일 흔한 것이 알츠하이머 치매와 혈관성 치매다. 알츠하이머 치매는 '베타 아밀로이드Beta-Amyloid'라고 불리는 단백질의 축적이 원인이라고 알려졌다. 혈관성 치매는 뇌졸중이나 중풍 같은 뇌혈관 질환이 원인이다.

최근 학계에서는 새로운 유형의 당뇨병 개념이 제시되고 있다. 기존의 1형, 2형 당뇨병과는 원인이 전혀 다른 '3형 당뇨병'의 등장이다. 3형 당뇨병 환자는 치매가 올 위험이 커서 주의가 필요하다. 전체 당뇨병 환자의 5% 정도가 3형 당뇨병일 것으로 추정된다. 췌장 기능 문제나 인슐린 저항성이 원인인 1형, 2형 당뇨병과 다르게 3형 당뇨병은 아밀로이드가 직접적인 원인이다.

아밀로이드는 우리 몸의 대사 산물의 하나로 누구에게나

다 생기지만 너무 많으면 췌장, 근육, 뇌 등 여러 조직에 쌓여 병을 유발한다. 아밀로이드가 췌장에 쌓여 인슐린 분비가 원활히 되지 않아 생긴 당뇨병을 3형 당뇨병이라고 분류한다.

3형 당뇨병이 무서운 이유는 치매가 함께 올 수 있기 때문이다. 아밀로이드가 뇌에 침착된다면 특히나 위험하다. 뇌 기능이 떨어져 알츠하이머 치매가 발병한다. 그 외에도 당뇨병을 오래 앓으면 혈관에 문제가 생겨 혈관성 치매가 유발될 수 있다는 것은 익히 알고 있는 사실이다.

2017년 4월, 미국 존스홉킨스대학 의과대학 신경과 전문의 레베카 고테스만Rebecca Gottesman 박사는 중년에 혈관 질환의 위험 요인을 지닌 사람은 '베타 아밀로이드'가 매우 증가한다는 연구 결과를 발표했다. 고테스만 박사 연구진은 1987~1989년 사이에 중년 남녀 346명(평균 연령 52세)을 대상으로 고지혈증, 고혈압, 비만, 당뇨병, 흡연 등 혈관 질환의 위험 요인이 있는지를 검사하고 약 25년 후 이들이 평균 연령 76세가 된 2011~2013년 사이에 뇌세포의 베타 아밀로이드 수치를 측정했다.

그 결과 중년에 혈관 질환의 위험 요인을 2가지 이상을 가지고 있었던 그룹이 건강한 그룹에 비해 베타 아밀로이드 수치가 훨씬 높게 나타났다. 혈관 질환의 위험 요인이 하나도 없었던 그룹의 수치에 비해 거의 2배인 61%로 측정됐다. 혈관 질환의 위험 요인을 많이 가진 사람일수록 베타 아밀로이드 수치는 더욱 높게 나타났다. 혈관 질환은 베타 아밀로이드를 쌓이게 할 뿐 아니라 축적된 베타 아밀로이드가 없어지는 것도 방해할 수 있다

치매에 걸리지 않으려면 40~50대부터 체중 유지에 각별하게 신경을 써야 한다. 다이어트는 이제 젊은 사람들의 전유물이 아니다. 오히려 중년 이후로 다이어트에 더 신경 써야 한다. 하지만 현실은 점점 증가하는 인구 속에서 비만 인구가 빠르게 증가하고 있다. 더불어 당뇨병, 고혈압 등의 성인병 인구도 늘고 있다.

비만은 이미 질병으로 취급된다. 질병에 걸리기 전에 미리 예방하자. 40~50대의 비만은 혼자만의 문제가 아니다. 온 가족의 행복과 직결되기 때문이다. 이제는 건강과 행복을 위해 체중 관리에 신경을 써야 한다.

4 망하는 다이어트에는 공통점이 있다

'의지가 부족해서 살을 못 빼는 거지, 운동하고 식이 조절만 하면 돼. 단백질 위주로 먹고 탄수화물은 안 먹을 거니까 쉽게 빠질 거야.'

혹시 이런 생각을 하고 있지는 않은가? 그렇다면 지금 당장 생각을 바꿔야 한다. 운동, 식이 조절뿐 아니라 내 몸을 읽고 에너지 대사 시스템을 효율적으로 돌릴 수 있어야 건강하고 날씬한 몸매를 유지할 수 있다.

10대 이상의 여성이라면 대부분 '다이어트'는 떠나지 않는 화두다. 자고 나면 다음 날 새로운 다이어트법이 나올 정도로 살을 빼는 방법이 너무 많아 선택하기 어려울 정도다.

그런데 주변에서 다이어트에 성공하고 3년 이상 유지한 경우를 얼마나 보았는가? 누구나 다이어트를 하지만 오랫동안 건강하고 날씬한 몸을 유지하는 경우는 별로 없다. 해독 다이어트가 좋다고 해서 사과, 당근을 갈아 먹고 요가 필라테스 PTPersonal Training까지 받아보지만 얼마 지나지 않아 다이어트 전보다 더 불어난 몸매가 되기도 한다.

원 푸드One Food 다이어트나 보조 식품을 이용한 다이어트에 기대를 걸거나 수술을 생각해보지만 결국은 지쳐서 아무것도 하지 않게 된다. 어떤 사람이 다이어트에 성공하고 어떤 사람이 실패하는 것일까?

실패하는 다이어터의 특징을 살펴보면 다음과 같다.

첫째, 운동만으로 살을 뺄 수 있다고 믿는다.

이들은 매일 저녁 식사 후에 동네에 있는 운동장이나 공원을 걷고 가끔 등산도 한다. 에어로빅이나 요가, 헬스를 통해 운동을 체계적으로 실천한다.

하지만 살을 뺄 때 운동의 효과는 5~10%로 미비하다. 운동으로 소비할 수 있는 열량은 생각보다 많지 않다. 이를테면 1시간 빨리 걷기를 하면 400kcal 정도가 소모된다. 지방 1kg을 빨리 걷기로 태워 없애려면 24시간이나 걸린다. 자전거 타기는 25시간, 등산은 19시간, 수영은 16시간이 소요된다. 우리가 무심코 먹는 김밥 한 줄은 400~500kcal 정도 되니 등산 가서 김밥을 먹고 내려오면 소모된 열량만큼 다시 채워지는 것이다.

둘째, 먹지 않는 다이어트를 고수한다.

이들은 저녁 식사를 아예 건너뛰거나 식욕 억제제의 처방을 받기도 한다. 하지만 굶어서 빼면 금방 다시 살이 쪄서 되돌아온다. 소식小食하는 다이어트의 가장 큰 문제점은 식사량을 줄이는 동시에 골고루 먹기가 어려워진다는 것이다.

몸속으로 독소가 들어오면 전신으로 퍼지기 전에 안전하게 지방 안에 독소를 가두는 생체 시스템이 있다. 우리가 다이어트를 하는 목적은 몸의 지방을 태우는 것이다. 다이어트를 해서 지방 세포가 깨지면 지방 안에 들어 있던 독소와 분해 물질들은 간으로 보내져 분해된 뒤에 대소변으로 배설된다.

이 과정에서 많은 양의 비타민과 미네랄이 소모되기 때문에 살을 빼는 동안에는 평소보다 더 많은 양의 비타민과 미네랄을 공급해주어야 한다.

섭취를 제한하는 다이어터의 식단을 자세히 살펴보면 간단하게 먹을 수 있는 탄수화물이나 단백질의 비중이 높은 반면에 비타민과 미네랄은 부족한 구성이라는 것을 알 수 있다.

비타민이나 미네랄 부족으로 분해된 지방의 대사물을 처리하지 못할 것 같으면 우리 몸은 지방의 분해를 멈춰버린다. 영양 불균형 상태로는 우리가 원하는 날씬한 몸을 가질 수 없다.

셋째, 다이어트 보조 식품에 의존한다.

이들은 소문이 난 좋은 영양제는 모두 찾아 챙기려고 노력한다. 보충제와 영양제가 질 좋은 식사를 대신할 수 있다고 생각해서 식사를 등한시하기 쉽다. 이들 중에서 불규칙한 생활을 하는 경우가 많다.

문제는 좋다고 골라서 먹는 영양제의 함량이나 구성이 자신에게 필요한 것보다 턱없이 부족하거나 넘친다는 것이다. 시중에 판매되는 다이어트 보조 식품만 먹고 살을 빼면 심각한 영양 불균형에 빠질 위험이 크다. 사람의 몸은 백인백색이라 나에게 맞는 프로그램을 짜는 것이 필수다.

적절한 다이어트로 성공한 사례를 살펴보자

B씨는(45세) 중의사로 의료계에 종사하고 있다. 비만 관리 장비와 관련된 시술을 충분히 받을 수 있는 곳에서 근무하다 보니, 체형 치료를 두루 섭렵하고 있었다.

스스로 식이 조절하고 운동 지도까지 받고 있었지만 6개월

째 체중 감량이 정체된 데다가 고혈압과 고지혈증까지 심해져 내원하기에 이르렀다.

나는 우선 수면 습관부터 교정하고 검사를 시작했다. 결과에 따라 장 기능 개선 치료 후에 균형 있게 영양을 교정하고 스트레스 탓에 몸과 마음이 힘든 상태이니 운동을 당분간 쉬라는 처방을 내렸다.

결과는 매우 만족스러웠다. B씨는 충분한 휴식 후 주사와 약물로 지방 연소에 필요한 영양소가 공급되자 체중이 서서히 감소하기 시작했고 안색도 밝아졌다. 이처럼 우리에게 가장 필요한 치료는 균형을 잡아주는 것이다.

B씨는 성공할 수밖에 없는 특징을 가지고 있었다.

· 영양과 대사에 대한 이해가 풍부하고 새로운 다이어트 방법에 대해 긍정적이다.
· 자신이 노력해야 할 부분과 도움을 받아야 할 분야를 정확히 이해하고 있다.
· 식이 조절과 운동의 중요성을 알고 있다.

다이어트에 성공해서 체중을 감량한 사람들의 90%가 3년 안에 원래의 체중으로 돌아온다는 보고가 있다.

당신도 다이어트에 성공해서 건강한 외모를 뽐내고 싶은가? 뱃살과 허벅지 살을 빼서 허리둘레를 줄이고 싶은가? 요요 없는 다이어트를 하고 싶은가? 예쁜 옷을 부담 없이 입어보고 싶은가?

지금 당장 시작해보라. 딱 120일만 마음과 시간을 투자해서 당신의 몸을 되돌아보고 맞춤 다이어트를 시도해보자.

5 반복되는 다이어트 실패가 건강을 망친다

살을 빼려고 내원하는 환자들을 진료할 때마다 이들이 진정 원하는 것은 무엇인지 의문이 든다. '예쁜 옷을 입고 싶어서?', '자신감을 느끼고 싶어서?', '뚱뚱한 것은 열등하게 느껴지는 사회 분위기 때문에?' 무엇이 됐든 공통적인 이유는 건강하게 아름다워져서 더 사랑받고 행복해지는 것일 테다. 가벼운 것이 곧 아름다움이라는 사회적 믿음이 팽배해 있다. 하지만 건강하지 않은 아름다움은 절대 아름답지 않다.

현재 대한민국 국민의 기대 수명은 81세이지만 앞으로 점차 길어질 것이다. 그렇다면 우리가 오랫동안 건강하게 살기 위해서 가장 중요하게 생각해야 하는 것은 무엇일까? 기본적으로 뼈가 건강하고 근육을 지키며 윤기 있는 모발을 유지해야 할 것이다.

사춘기에 들어서면 강박적으로 다이어트에 돌입한다. 다이어트에 관한 관심은 갈수록 치솟지만 다이어트 부작용에 대한 정보는 부족하기만 하다. 다이어트 자체가 건강에 해롭지는 않지만 반복해서 다이어트를 해온 여성에게는 골 감소증이나 빈혈, 탈모 등이 생길 수 있다는 것을 알아둬야 한다.

다이어트를 할 때는 반드시 적절한 영양 공급을 받는 상태에서 체중 조절을 해야 한다. 무작정 굶거나 원 푸드 다이어트를 하면 영양의 불균형으로 겉과 속이 망가진다. 심지어 체중 감량에도 실패해서 몸만 축내고 끝나는 수도 많다.

요새는 다이어트를 떠나서 너나 할 것 없이 햇볕을 쬐지 않고 주로 실내에 머물기 때문에 뼈 건강이 예전보다 약해지는 건 불문가지다.

뼈는 약 20살까지 촘촘하게 속이 채워진다. 20대에는 골 밀도가 거의 평행선에 가깝게 유지되다가 30대 중반 즈음 서서히 떨어지는 것이 일반적이다.

'골다공증'이라고 하면 '치매'와 더불어 노인들에게 국한된 증상으로 흔히 생각해왔다. 하지만 요즘은 뼈 건강에 적신호가 켜진 20대들도 많다. 특히 여성들의 골 밀도는 심각한 수

정상 골 밀도와 비정상 골 밀도

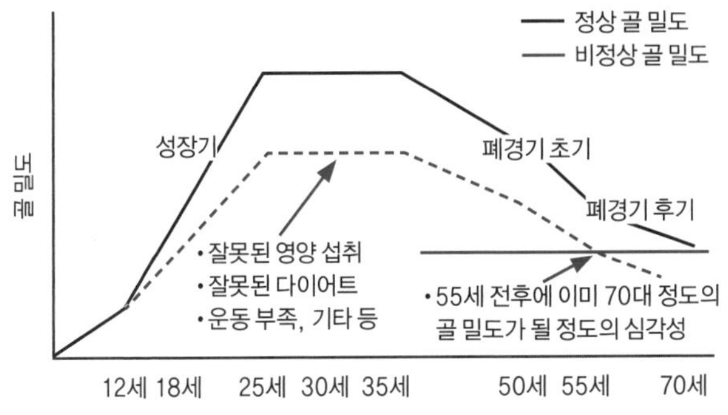

준이다. 뼛속이 제대로 채워지지도 않은 채 곧바로 골 감소증으로 들어서는 경우가 잦다.

일반적으로 여성은 폐경에 가까워지면 여성호르몬의 분비가 감소해 골 밀도가 감소한다. 뼈 생성보다는 뼈 흡수가 더 일어나서 골 밀도가 감소하는 것이 노화로 말미암은 골다공증이라면, 다이어트 골 감소증은 영양소 부족 탓에 나타나는 증상이다.

골다공증의 발생 요인은 먼저 잘못된 생활 습관 탓에 칼슘이나 비타민D의 부족, 카페인Caffeine 또는 소금의 과잉 섭취, 체내 알루미늄 증가, 음주와 흡연, 운동 부족, 다이어트 등이 있다.

골다공증 요양 급여 및 환자 수 증가 추이

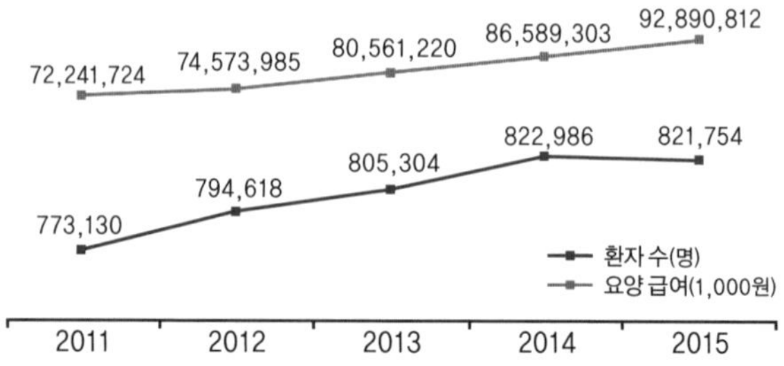

	2011년	2012년	2013년	2014년	2015년
요양 급여 (1,000원)	72,241,724	74,573,985	80,561,220	86,589,303	92,890,812
환자 수 (명)	773,130	794,618	805,304	822,986	821,754

출처: 메디포뉴스(2016)

지나친 육식 등으로 체내를 도는 액체가 산성으로 변하면 우리 몸의 뼈는 강력한 알칼리성 물질인 칼슘을 뽑아내 체액을 중화시킨다. 이 때문에 뼛속의 칼슘이 부족해 뼈의 밀도가 떨어지는 것이다.

커피는 이뇨 작용이 있어서 소변을 통해 칼슘을 체외로 배출시킨다. 또한 콜라 등의 청량음료는 인산이 많아 칼슘 흡수를 방해한다. 설탕은 체액을 산성으로 만들어 칼슘 배출을 증가시킨다. 이와 함께 소금을 많이 먹으면 소변으로 소금이 배출될 때 칼슘도 함께 배출되는데 500mg의 소금이 배출될 때마다 10mg의 칼슘이 소변으로 빠져나가므로 최대한 짜게 먹지 말아야 한다.

골다공증은 서서히 진행되어 당장에 우리 몸의 변화는 보이지 않지만 나중에 치명적인 위협을 주게 된다.

탈모는 다이어트를 반복해서 한 사람일수록 외견상으로 흔히 볼 수 있는 변화다. 무리한 다이어트는 모낭으로 가는 영양 공급에 급격한 장애를 가져와 성장기에 있던 모발을 휴지기로 접어들게 하면서 급격한 모발의 탈락을 유발한다.

모발은 일정한 성장 주기를 거친다. 모발이 굵어지고 계속 성장하는 성장기, 길이와 형태를 유지하는 퇴행기, 모발이 빠지는 휴지기, 그리고 다시 성장기를 겪는다. 성장기를 3~8년 동안 겪기 때문에 우리가 '모발은 계속 자란다'라고 알고 있는 것이다.

성장을 멈추고 휴지기를 겪어 빠진 모발 자리에는 몇 달 뒤에 새 머리카락이 자란다. 모발의 양은 매일 일정해 보이지만 성장 주기가 무너지면 '휴지기 탈모'가 생긴다.

탈모는 유전적인 요인보다 후천적인 영향으로 생긴다. 모발들이 갑작스럽게 휴지기에 접어들고 다시 성장기로 넘어가지 못하기 때문이다. 당연히 모발의 개수는 감소할 수밖에 없다.

모발의 성장 주기 ①

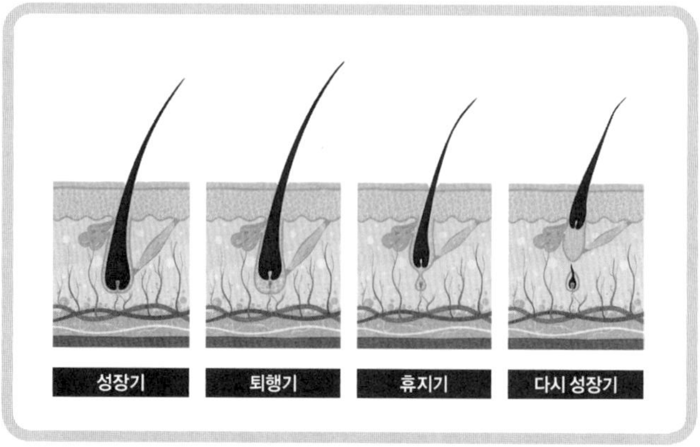

모발의 성장 주기 ②

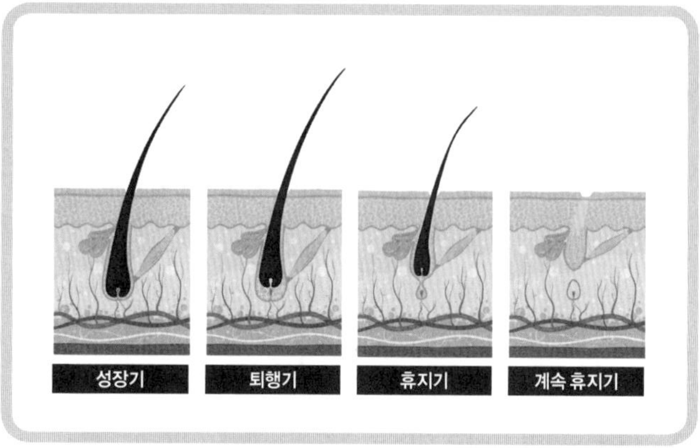

휴지기 탈모를 일으키는 원인에는 수술이나 약물 치료, 극심한 스트레스, 잘못된 다이어트, 갑상선 이상 등이 있다.

전체 모발의 10% 정도가 휴지기인 것은 정상 범위이지만 휴지기 모발이 전체 모발 중 25%를 차지한다면 치료가 필요하다. 휴지기 모발의 비율이 높으면 단기간에 많은 모발이 빠져 자연 회복이 쉽지 않을 뿐 아니라 스트레스를 받게 된다.

대부분 다이어트 시작 후 2~4개월부터 탈모가 나타난다. 따라서 다이어트 중 탈모가 진행되지 않는다고 해서 모발 건강에 이상이 없는 것은 아니다. 영양 섭취가 충분히 되지 않으면 모발을 생성하고 성장하는 데 공급이 원활히 되지 않아 모발 건강에 지장을 준다.

모발이 필요로 하는 영양은 음식물에서 얻어진다. 우리 인간의 모발은 대략 10만~12만 개 정도이고 한 달에 평균 1cm씩 자란다.

약 10만 개의 모발이 모두 자라나려면 몸속에 엄청난 에너지 공급원이 있어야 한다. 그런데 잘못된 식이 요법으로 영양이 부족해지면 우리 몸은 생명을 지속하는 데 가장 필요 없는 부분인 모발부터 제거해 신체의 균형을 유지한다.

따라서 모발로 가는 혈류의 양과 영양분이 감소하면 세포의 대사의 균형이 깨져 모발을 포함한 두피 주변 세포에서 사막화 현상이 일어난다. 설상가상으로 호르몬 분비에 이상이 오면 탈모 현상은 더욱 가속화된다.

만약 당신이 다이어트 중이라면 지금 하고 있는 다이어트 방법의 결과는 무엇일지 신중히 생각해보자. 다이어트는 평생 해야 할 과제이고 당신은 소중하기 때문이다.

2장

당신이 다이어트에 실패하는 이유

1 다이어트보다 몸만들기가 먼저

살을 빼려고 내원한 환자에게 늘 하는 질문이 있다.

"살이 왜 쪘다고 생각하시나요?"

"그동안 제가 스트레스를 너무 받았어요. 그래서 식욕을 조절하지 못하고 많이 먹었어요."

"저는 물만 먹어도 살이 찌는 체질이에요. 다른 사람들도 제가 살이 찌는 이유를 모르겠다고 하거든요. 억울해요."

"원래 저는 살이 쪘다, 빠졌다 해요. 다른 건 묻지 말고 약만 주세요. 약 먹으면 또 금방 빠져요."

자신이 살찐 원인을 정확히 모르면 자꾸만 살이 불어나도 대책을 세울 수가 없다. 비만 환자들은 늘 결심한다.

"이번이 마지막이라 생각하고 열심히 빼볼래요."

자꾸 살이 찌는 데는 여러 이유가 있을 수 있다. 물론 스트레스나 타고난 체질의 영향도 무시할 수 없으나 살이 찌는 정도와 스트레스의 양이 비례하는 것은 아니다. 정말로 체질 탓에 살이 찐다고 생각한다면 자신의 체질을 근본적으로 알고 바꾸려 노력해야 한다.

대부분의 비만 환자들은 살이 찌고 빠지는 현상이 반복되기 때문에 계절에 따른 추이나 자신의 식사량에 따른 몸무게 관계에 대한 감을 가지고 있기 마련이다.

"무조건 적게 먹으면 살이 빠지던데요?"

맞는 말이다.

하지만 당신은 매번 굶는 다이어트를 반복할수록 굶는 만큼 살이 어느 순간 빠지지 않는다는 사실을 깨닫게 될 것이다. 식사량을 줄이면서 탄수화물, 지방, 단백질 등의 에너지원뿐 아니라 장작처럼 태워서 힘을 내는 데 필요한 불쏘시개 역할을 하는 비타민, 미네랄의 섭취도 줄어든다.

당신의 몸은 점점 더 똑같이 먹고 활동해도 살이 찌기 쉬운 몸으로 변해갈 것이다. 스트레스까지 더해진다면 비만은 더 빠른 속도로 진행된다.

그래도 식사량을 줄이고 운동하면서 살을 뺄 수 있다고 확

신할 것인가? 살이 찌는 원인을 제대로 파악하지 못하면 마치 밑동이 줄줄 새고 있어 아무리 물을 부어도 빈 항아리가 되는 꼴이다.

"그럼 도대체 살이 찌는 원인을 어떻게 알 수 있나요?"

우선 자신에게 대사 이상이 있는가를 반드시 살펴봐야 한다. '대사'란 우리의 입으로 들어온 음식이 위장을 거쳐 항문까지 이동하여 대소변으로 배설되는 과정 중 분해되고 흡수되어 곳곳의 세포에서 에너지로 이용되는 모든 과정을 통틀어서 이르는 말이다.

이 과정을 자동차에 비유한다면 기름을 넣고 차가 주행하는데 연비와 성능이 좋다면 기름을 적게 쓰고도 먼 거리를 주행할 수 있고 배기가스도 적게 배출될 것이다.

마찬가지로 우리의 몸도 대사 기능이 좋다면 먹은 음식을 효율적으로 이용해서 활기 있게 일상생활을 영위하고 지방으로 축적시키지 않고 대소변으로 원활히 배설할 것이다

반대로 대사 기능이 좋지 않다면 어떻게 되겠는가? 먹은 음식을 효율적으로 이용해서 에너지로 만들지 못하기 때문에 힘이 빠진다. 자꾸 단것에 손이 가고 적게 먹는데도 지방은 쌓이며 대변으로 잘 내보내지도 못하는 것이다.

대사에 이상이 생겨 비만이 되는 원인을 크게 4가지로 분류하면 다음과 같다.

① 장간 대사 이상형

② 부신 기능 이상형

③ 여성호르몬 기능 이상형

④ 갑상선호르몬 기능 이상형

우리가 살아가면서 필요한 에너지를 적절히 공급하려면 음식물이 위와 장에서 잘 분해된 후 흡수되어 영양분이 혈액을 통하여 곳곳의 세포에 잘 공급되어야 한다.

콩팥 위에 자리한 부신에서 부신 호르몬이 24시간 주기로 적절히 분비되어야 하고 갑상선에서 분비되는 갑상선호르몬의 양도 늘 일정한 대사 속도를 유지할 수 있어야 한다.

만일 당신이 사소하게 여겼던 다음의 체크 리스트 속 증상들을 겪고 있다면 대사 기능의 이상이 있다는 뜻이다.

대사의 기능을 정상으로 회복시키지 않으면 살을 빼더라도 더 많이 쪄서 돌아오는 현상이 반복될 것이다. '나도 건강하고 날씬한 몸을 가질 수 있을까?'라는 의심은 버려라. 내 몸을 돌아보고 사랑해서 더 건강하고 아름다워지자.

대사 기능 체크 리스트

Q1 밥을 먹고 나서도 케이크와 시럽을 넣은 음료수가 당기는가?

Q2 아토피, 알레르기성 비염, 결막염을 자주 앓거나 화농성 여드름이 나는가?

Q3 당뇨나 유방암, 자궁의 혹, 갑상선 질환의 가족력이 있는가?

Q4 손톱이 잘 부러지고 머리카락이 빠지는 걸 느끼는가?

Q5 피부가 얇고 얼굴이 쉽게 붉어지는가?

Q6 업무 효율을 높이기 위해 커피를 마셔야 하는가?

Q7 앉았다 일어설 때 어지러움을 느끼는가?

Q8 감정 조절이 힘들고 자주 우울감을 느끼는가?

Q9 잠이 쉽게 들지 못하고 일어나서도 피곤한가?

Q10 생리 불순이라면 1년에 생리를 몇 번이나 하는가?

Q11 생리통에 시달리는가?

Q12 상체와 비교해 배와 허벅지가 굵은가?

Q13 갱년기에 접어들어 갑자기 팔과 뒷목, 배에 살이 쪘는가?

Q14 눈썹이 근래 많이 빠졌다고 느끼는가?

Q15 늘 피곤한가?

Q16 몸이 자주 붓는가?

Q17 손발이 따뜻하지 않은가?

2 2개월 만에 허리둘레 6인치 감소, 꿈의 목표일까?

당신이 다이어트와 요요에서 벗어나고 있지 못하다면 가장 중요한 무엇인가를 놓치고 있기 때문이다. 어떤 일이든 기본에 충실해야 흔들림 없는 성공을 가져온다.

수능 시험에서 좋은 성적을 거두는 것이 목표라고 하자. 그렇다면 무엇부터 해야 할까? 적어도 고등학교 1학년 때부터 언어, 수학, 외국어의 기본 실력을 탄탄하게 쌓으려고 노력해야 할 것이다.

누구도 처음부터 암기 과목을 공부하지 않는다. 언어, 수학, 외국어의 기본 실력이 탄탄한 학생들은 수능을 불과 몇 개월 앞두고 준비해서 괄목할 만한 성적을 내는 기적을 보여

주기도 한다. 반면 기초 과목이 약한 학생들은 막상 큰 시험에서 형편없는 성적표를 받아들고는 자신의 머리를 탓하거나 운이 없었음을 원망한다.

다이어트도 마찬가지다. 적게 먹고 운동한다고 해서 살이 빠지는 기본 체력을 누구나 가지고 있지 않다. 에너지를 내는 몸의 대사가 활발한 사람은 식사량을 제한하고 움직이는 만큼 살이 빠진다.

반면 이 과정이 원활하지 않은 사람은 적게 먹어도 살이 빠지지 않는다. 이때는 열량을 계산하고 운동을 줄이는 다이어트가 아니라 자신의 몸을 재점검하고 부족한 것을 보충해 재충전하는 과정이 필요하다.

어느 분야든 기초를 다지는 작업은 지루하고 재미없다. 자신의 상태는 고려하지 않고 남보다 빨리 결과를 내려는 조급한 마음이 우리를 늘 따라다닌다. 하루하루의 결과에 만족하지 않고 더 큰 그림을 그리며 도전하는 사람만이 남다른 결과를 만들어낸다.

나는 28년간 의사로 지내면서 내원하는 환자들과 친구나 가족처럼 많은 것들을 함께 고민하려고 노력해왔다. 공감이 바탕이 되면 환자를 더욱 이해할 수 있어서 좋은 결과로 이끌 수 있다. 그래서 고혈압, 당뇨, 각종 통증으로 고생하는 환자들에게 매번 들었던 어느 질문 때문에 비만 관리에 관한 고민도 시작하게 되었다.

"이제부터 어떻게 살을 빼야 하죠?"

대부분의 성인 질환이나 통증, 항노화, 암 환자의 건강은 비만을 관리하는 것이 우선이다. 나는 10여 년간 비만의 원인 및 해결 방법을 연구했다. 의과대학 시절에 배웠던 생리학과 생화학 서적을 다시 들춰보며 왜 사람마다 살이 찌고 빠지는 반응에 차이가 있는지에 대한 의문을 하나하나 풀어갔다.

이러한 과정들은 내원하는 비만 환자의 허리둘레를 6주 만에 평균 8cm, 최대 16cm를 줄이는 결과를 냈고 논문으로도 발표되었다. 일주일에 2.5cm 감소는 평균일 뿐이다. 당신은 더 효율적으로 잘 뺄 수 있다.

이 과정에 참가한 환자들도 반복되는 다이어트에 지친 사람들이었다. 그들은 자신의 몸을 바꾸려 과감히 실행에 옮긴 사람들이다. 몇몇은 이전과는 완전히 다른 인생으로 거듭나고 있다.

C씨는 비만관리센터에서 체형 관리를 하는 직원으로 3년째 근무 중이다. 미용계에 근무하면서 갖가지 시술을 받아보기도 한 터라 다이어트에 일가견이 있다고 자부한다. C씨를

처음 만났을 때 나는 그녀의 푸석한 얼굴과 튀어나온 복부를 보고 '임신 주수가 얼마나 됐을까?'라고 생각했다.

아니나 다를까 그녀에게도 고민이 있었다. 그동안 갖은 시술을 받고 다이어트 약을 먹었는데도 반복되는 부종과 복부 비만을 해결할 수 없다는 것이었다. 우선 그녀에게 필요한 혈액 검사와 대사 관련 검사를 한 후 건강하게 살을 빼는 방법을 함께 논의하기 시작했다.

C씨는 나름의 비만 관리 비결이 있었고 자신의 미용 관련 지식을 바탕으로 사업해보려는 꿈을 꿀 정도로 비만에 관해 꿰뚫고 있었다. 그녀는 '이 병원은 기존의 병원과 무엇이 다른가?'를 궁금해했다.

우리는 원칙을 지키려고 노력한다. 건강한 다이어트를 위해서 장과 간의 대사 기능, 부신 기능, 갑상선호르몬의 작동 상태, 여성호르몬의 균형, 우울 성향이나 충동성 같은 정신적인 경향, 이 5가지를 알아야 한다. 우리는 5가지를 분석한 뒤 그 결과를 토대로 건강하게 살을 빼면서 건강까지 되찾기 위한 치료 계획을 세운다.

C씨는 성공적인 다이어트로 새로운 인생을 열어보겠다는 결심을 하고 새로운 다이어트에 돌입했다. 그녀는 우리와 같이 식사 계획을 세우고 식사 일기를 매일 보내왔다. 그리고

효과적인 다이어트 과정 사례

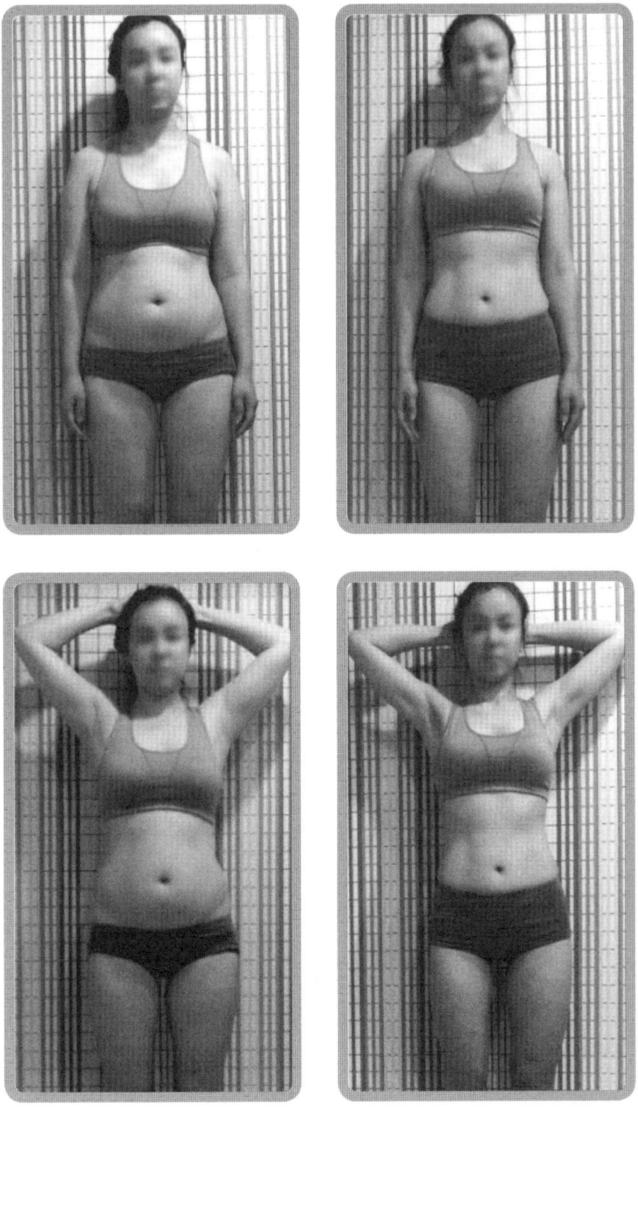

그동안 자신이 다이어트를 위해 실행해왔던 잘못된 점들을 교정해나갔다.

동시에 그녀의 검사 과정에서 드러난 장 누수 증후군Leaky Gut Syndrome, 스트레스 탓에 이상이 생긴 부신 기능을 치료했다. C씨는 치료 한 달 후 체중이 11kg 감소했고 복부 둘레도 12cm나 줄어들었다. 그녀는 요즘처럼 머리가 맑은 적이 없었다고 한다. 또한 이후의 삶을 다시 설계하기 위한 꿈에 부풀어 있다. C씨는 지금 보디빌더대회에 출전하기 위한 준비를 하고 있다.

끊임없이 체중 감량을 위한 노력을 하고 있으면서도 내 몸에 대한 이해가 부족하고 비만의 근본 원인을 교정하지 못해 다이어트에 실패하는 경우를 자주 본다. 우리와 함께 다이어트에 성공하는 사람들은 몸의 이상에 좀 더 귀를 기울이고 이를 교정했다. 기초를 다지면 오히려 더 빨리 목표에 도달할 수 있다. 기초를 다진 후 살을 빼는 과정은 그다지 느리지 않다.

3 유행하는 다이어트보다 나에게 맞는 다이어트를 찾아라

다이어트에 성공할 확률은 극히 낮다.

대한비만체형학회, 대한비만연구의사회, 대한비만미용치료학회가 공동으로 설문 조사한 결과로 성인 10명 중 8명이 최소 1번 이상 다이어트를 시도했다고 응답했다. 하지만 그 성공률은 17%에 불과했다. 특히 7번 이상 다이어트를 시도한 비율이 전체 응답자의 29%에 달했다. 수많은 다이어트 방법들이 소개되었지만 해마다 1개 이상의 다이어트 방법이 화제되는 것을 보면 살을 빼고 싶은 사람들의 욕망이 얼마나 강한 것인지 알 수 있다. 또한 유행하던 다이어트 방법이 자취를 감추고 나면 비슷한 다이어트법이 다시 등장한다. 모두의 마음에 들 다이어트 방법은 없다.

다이어트 방법의 종류들을 잠깐 살펴보자. 1960년대부터 양배추, 바나나, 사과, 우유, 고구마, 달걀, 포도 등을 이용한 원 푸드 다이어트가 유행했다. 한 가지 음식을 계속해서 먹으면 영양소 불균형이 심각해지고 체지방보다는 골 밀도가 낮아지고 수분, 근육 등이 빠진다. 이러한 문제들을 일으키는데도 특정 음식만 먹는 다이어트가 유행하는 이유는 쉽게 살을 빼고 싶어 하는 사람들의 심리와 잘 맞기 때문일 것이다.

1972년, 로버트 앳킨스 박사Robert Atkins가 펴낸 『앳킨스 박사의 새로운 다이어트 혁명Dr Atkins' New Diet Revolution』은 그 당시의 베스트셀러가 되었다. 그는 "기름이 잔뜩 들어간 고기 같은 고지방 식품을 양껏 먹어도 탄수화물만 먹지 않으면 살이 빠진다. 심장병, 고혈압, 당뇨병도 안 걸리고 병도 다 낫는다"라고 주장해 당시 상식으로 여겨지던 '저지방, 고탄수화물' 다이어트 공식에 정면으로 반박하며 큰 관심을 끌었다.

1992년, 책이 재발매되어 밀리언셀러가 되면서 앳킨스 다이어트는 크게 유행했고 우리가 지금 알고 있는 '황제 다이어트'로 자리매김했다. 앳킨스 박사는 비만의 원인을 과다 섭취보다는 신체의 대사 과정 중에 생긴 문제로 해석했다. 탄수화물을 많이 섭취하면 혈당을 조절하려고 혈액 내에 만성적으로 인슐린 수치가 증가하고, 인슐린은 체지방이 저장되는 방향으로 대사 과정을 치우치게 하므로 비만이 발생한다고 말이다. 따라서 원인을 제공한 탄수화물 섭취를 극단적으로 제한하면 지방을 분해하는 쪽으로 대사 과정이 전환될 것이므로, 음식의 양을 크게 줄이지 않고 마음껏 먹어도 체지방은 분해될 수 있다고 주장했다.

탄수화물 섭취를 제한하면 포도당을 에너지원으로 사용하는 우리 몸은 간과 근육에 저장해놓은 글리코겐Glycogen을 포도당으로 분해해서 사용한다. 글리코겐은 자기 무게의 3배 정도 되는 수분과 함께 저장된다. 글리코겐이 분해될 때 수분도 함께 빠져나가므로 초반에는 체중 감량의 폭이 아주 크다. 하지만 글리코겐마저 고갈되면 간에서는 지방산을 중성지방으로 합성하려는 대사 반응 대신 지방산을 산화시켜 에너지원으로 쓴다. 지방산이 산화되면 혈액 내에서는 지방산의 분해 산물인 '케톤체Ketone Body' 농도가 증가한다. 케톤체는 포도당이나 지방산과 마찬가지로 조직에서 에너지원으로 이용될 수 있는 물질이다.

황제 다이어트 외에 탄수화물 섭취를 줄이고 단백질 섭취의 비중을 높이는 다이어트법으로 존 다이어트Zone Diet, 뒤캉 다이어트Dukan Diet, 구석기 다이어트 등이 있다.

반면 오니시 다이어트Ornish Diet는 저지방, 고탄수화물 다이어트로 탄수화물의 섭취 비중 70%, 단백질, 지방 10%로 이루어져 있다. 육류와 어패류의 섭취를 금지하고 채식주의자처럼 채소와 과일 위주의 식생활을 권장하고 있다.

글루텐 프리 다이어트Gluten Free Diet는 식단에서 밀가루를 없애는 것이 핵심이다.

덴마크 다이어트는 탄수화물, 지방, 염분의 섭취를 제한하고 성인 일일 권장량의 ⅓인 700~900kcal를 섭취하도록 권장한다. 주메뉴는 삶은 달걀, 고기, 채소, 블랙커피, 자몽 주스 등 고단백, 저열량 식사와 운동을 병행하도록 권하는 방법이다.

HCG 다이어트는 1950년대에 Dr. Simeon에 의해 개발되었다. 일일 500kcal의 초저열량 식사를 6주간 진행한다. 열량 공급을 최대한 낮추고 HCG 주사를 놔서 지방이 잘 빠지지 않는 부위의 에너지를 쓴다는 이론이다.

이 방법의 효과에 대해 많은 연구가 진행되었지만 원하지 않는 부위의 지방을 분해하는 효과는 일어나지 않았다. 초저칼로리 섭취 효과 이상의 효과는 없었고 여러 부작용이 있었다. 2014년, HCG 다이어트 도중에 심혈관계 이상이 보고되자 미국식품의약국Food and Drug Administration, FDA에서는 이 다이어트 방법을 금지했고 FDA 7개 제조 회사에 경고했다.

다양한 다이어트법 효과 비교

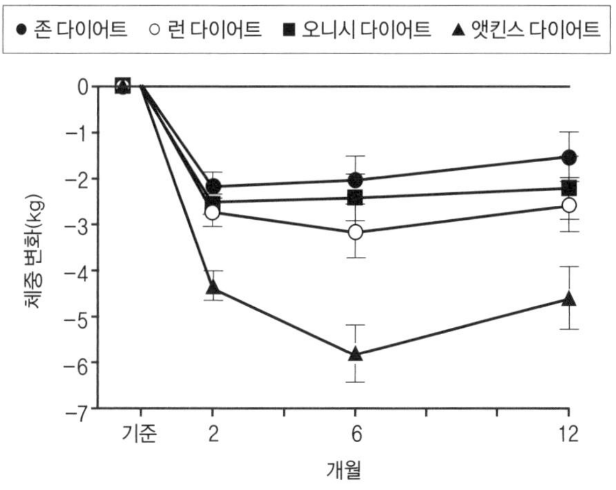

출처: 《JAMA》(2007)

저당지수 다이어트Lower GI Diet는 섬유질이 풍부한 음식으로 포만감을 늘려 식사량을 줄이는 다이어트 방법이다.

대시Dash 다이어트는 고혈압 치료 목적으로 개발되었다. 과일과 채소를 많이 섭취하고 음식의 간을 싱겁게 해서 먹어야 한다고 주장한다.

대시 다이어트가 '지방을 줄이자'이면 지중해식 다이어트는 올리브오일에 많은 '불포화 지방의 섭취를 늘리라'고 권한다.

간헐적 단식은 이슬람권에서 라마단 기간에 건강상의 여

러 긍정적 변화가 생기는 것을 보고 만든 것이다. 격일제 단식법, 일주일에 1~2회 24시간씩 단식하는 Eat-Stop-Eat, 아침과 점심은 소식하다가 저녁에 원 없이 먹는 워리어 다이어트Warrior diet, 일주일에 5일은 평소처럼 식사하고 나머지 2일은 단식을 하면서 500~600kcal를 두 끼에 나눠 먹는 5:2 다이어트 등이 있다.

그럼 이제부터 앞서 나열한 다이어트 방법들을 비교해 효과를 알아보자.

2007년, 가드너Christopher Gardner는 미국의학협회지 《JAMA》에 앳킨스, 런, 오니시, 존 다이어트 방법의 효과를 비교 연구한 논문을 실었다. 311명의 비만인을 대상으로 1년간 4가지 식이 요법을 선택하게 한 후 추적한 결과, 존 다이어트는 1.6kg, 오니시 다이어트는 2.2kg, 런 다이어트는 2.6kg 체중이 감소한 반면 앳킨스 다이어트는 체중이 평균 4.7kg 줄어 가장 효과적이었다.

48개의 여러 논문을 4가지 그룹으로 비교 분석했는데 6개월 이내의 저탄수화물 다이어트를 통한 단기간 체중 감량 효과는 저지방 다이어트에 비해 큰 차이가 없는 것으로 보고되었다. 6개월 후에는 저탄수화물 섭취 다이어트법이 가장 효

- 앳킨스 다이어트: 4.7kg(탄수화물 적게 + 지방 많이)
- 런 다이어트: 2.6kg(탄수화물 많이 + 지방 적게)
- 오니시 다이어트: 2.2kg(탄수화물 아주 많이, 지방을 아주 적게)
- 존 다이어트: 1.6kg(탄수화물 : 단백질 : 지방의 비율 = 4:3:3)

과가 좋았는데 10개월 이상 이어지면 저지방 섭취 다이어트와 별 차이가 없어진다고 분석했다. 이 논문에서는 다이어트를 시작한 후 6개월 이상 지났을 때는 식사나 습관보다 운동이 중요한 인자로 작용한다고 설명하고 있다.

우리 주변에 6개월에서 1년 이상 다이어트를 계속할 수 있는 사람들이 얼마나 될까라는 의문이 든다. 그러므로 환자에게 어떤 방법을 선택하게 하느냐 보다 어떻게 의지를 갖추고 잘 따라오게 할 것인가가 더 중요하다.

이와 관련해서 눈에 띄는 논문이 있다. 간헐적 단식을 하면서 저탄수화물 다이어트를 하는 그룹의 탈락률은 지속해서 다이어트를 하는 그룹의 탈락률 20~30%의 절반밖에 안 된다는 보고가 있다.

그뿐만 아니라 다른 다이어트법에 비해 요요가 일어나지

않고 다이어트가 끝나도 식사량이 줄어든다는 보고가 있다.

지금까지 나온 논문을 살펴본 결과, 비만도가 심할수록 식이 구성을 저탄수화물, 고단백, 고지방으로 구성하는 것이 좋다. 이때 몸에 이로운 지방을 많이 먹으면 한결 도움이 된다. 일주일에 5일은 평소와 같은 식사를 하고 하루나 이틀은 식사량을 줄이는 간헐적 단식을 하면 좋다. 다이어트 초기에는 식이 요법이 더 중요하고 6개월 이후에는 운동 요법을 강화해야 한다.

그런데 지금까지 소개한 다이어트의 방법은 대사나 호르몬의 이상이 없는 비만 환자들이 가능하다. 마치 엔진에 이상이 없는 차로 주행하려면 액셀러레이터를 밟으면 되지만 엔진에 이상이 있다면 아무리 해도 속도가 나지 않는 것과 같은 이치다. 수많은 식사법을 반복했는데도 살이 빠지지 않는다면 내 몸의 대사 이상과 호르몬의 상태를 다시 점검해봐야 한다.

4 소모하는 다이어트는 이제 그만

마음만 먹으면 살을 뺄 수 있는 사람이 있고 살이 찌지 않아 고민인 사람도 있다. 어떤 이들은 총과 칼을 들지 않았을 뿐 실생활에서 늘 살과의 전쟁을 벌이고 있다. 다이어트는 왜 전쟁처럼 해야 하는 걸까? 살을 빼는 과정도 힘들지만 다시 살찌지 않고 유지하는 과정은 더 힘들기 때문일 것이다.

연구 결과에 의하면 감량한 체중의 약 30%가 치료 종료 1년 이내로 증가하고 치료가 끝난 3년 후에는 95%가 감량 전의 체중으로 되돌아온다. 다이어트에 성공하려면 살을 뺀 후 감량된 체중을 3년 이상 유지해서 요요 현상을 벗어나야 한다.

하지만 실제 약 5% 만이 그 목표를 달성한다. 체중을 줄였지만 다시 살이 붙는 요요 현상은 다음과 같은 해를 줄 수 있다.

① 반동 현상으로 오히려 더 심한 비만이 될 수 있다
② 체중을 다시 감량하려는 환자의 의지를 감소시킨다
③ 섭취한 음식을 에너지로 변환시키는 대사 과정이 변한다
④ 근육량이 감소하고 체지방은 늘어나서 살이 잘 빠지지 않는 몸이 된다
⑤ 내장 지방이 축적된다
⑥ 음식 섭취와 음식 선호도가 변한다
⑦ 인슐린 저항성이 증가한다
⑧ 심혈관 발생 위험도가 증가한다
⑨ 우울증이나 불안증 같은 정신적 부작용을 일으킬 수 있다
⑩ 식이 장애를 유발할 수 있다

감량된 체중이 유지되지 않고 다시 체중이 증가하는 이유를 이해하려면 먼저 체중 감량 후 우리 몸에서 일어나는 변화를 알아야 한다. 요요 현상이 일어나는 기전으로는 무엇이 있을까?

첫째, 체중이 감량하면 우리 몸은 기초 대사량을 감소시켜 체중이 더는 감소하지 않도록 조절한다. 이는 적은 음식을 먹

고도 생존을 이어가기 위한 인체 진화의 결과이기도 하다.

둘째, 다이어트를 시작한 뒤 초기에 포기하고 식사를 원상회복하면 체중이 매우 빠른 속도로 회복한다. 그 이유는 수분 감량 탓에 초기에 체중이 줄어들기 때문이다. 탄수화물과 단백질의 섭취로 다량의 수분이 다시 저장되어 체중이 빠르게 늘어난다.

셋째, 다이어트로 기초 대사량이 낮아진 상태에서 예전의 식사를 하면 신체는 낮아진 기초 대사량만큼의 양을 지방으로 저장시켜 지방 세포의 크기를 늘린다. 신체는 일정한 상태를 유지하려는 항상성이 있는데 항상성은 체중에도 적용된다.

이러한 이유로 비만을 관리할 때 체중 감량보다 감량된 체중을 유지하기가 더 어렵다. 그러나 절식과 운동을 생활화한다면 습관이 바뀌고 인체는 새로운 체내 환경에 적응되어 감량된 체중을 유지하는 것이 점점 쉬워진다.

요요를 방지하기 위한 전략으로는 무엇이 있을까?

첫째, 다이어트 기간을 충분히 잡는다. 식사 습관, 운동 습관 등 생활 습관을 충분히 개선해야 한다.

둘째, 체중 감량 후에도 운동을 계속하는 것은 체중 유지에서 가장 중요한 역할을 한다. 운동은 우울감의 개선, 기분 전환 등 정신적인 측면뿐 아니라 성장호르몬의 분비 자극, 코르티솔Cortisol 상승 억제 등 호르몬의 분비에도 긍정적인 역할을 해 감량에 도움을 준다. 특히 근력 운동은 근육량의 감소를 예방하는 데 유산소 운동보다 효과적이다.

셋째, 스트레스에 대처하는 나만의 방법을 만들어두는 것이 좋다. 일상생활에서의 스트레스가 음식 섭취로 이어지지 않도록 긍정적인 취미를 계발한다.

넷째, 일상생활에서 활동량을 늘린다.

다섯째, 다이어트가 지루하지 않도록 유연성을 둔다. 주말이나 휴일 한 끼 정도는 마음껏 먹는다. 하지만 유연성이 지나치면 통제력을 잃을 수 있으므로 주의해야 한다.

여섯째, 체중 조절이 내 노력만큼 되지 않고 문제가 있다고 느껴진다면 자신의 다이어트법을 다시 한번 점검해본다. 나의 대사 시스템은 스트레스, 식사 습관, 수면, 활동에 따라 변할 수 있으므로 수시로 점검해서 최적의 상태를 유지해야 한다. 건강하고 아름답게 삶을 유지하기 위한 최고의 방법이다.

3장

균형이 무너지면 따라붙는 살

살찐 부위에 따라 몸의 상태를 알 수 있다

"만나는 사람마다 저보고 살이 빠졌다고 해요. 그런데 전혀 아니거든요. 얼굴 살은 빠지고 그 살이 내려가서 배에 붙었어요."

옷 치수를 재면 상의와 비교해 훨씬 큰 하의를 입는 사람들을 종종 본다. 그런가 하면 턱살이 두둑하고 배는 볼록한데 다리는 가느다란 체형도 있다. 이런 체형은 중년 남성이나 노인들이 대다수였는데 요즘은 청소년 중에서도 쉽게 발견되니 안타깝다. 온몸이 부은 것처럼 탱탱하게 살이 오른 사람들도 있다. 이들은 "저는 안 먹어도 살이 쪄요. 자고 나면 붓고 붓기가 살이 되어 있죠." 하며 억울해한다.

체중계에 올라갔을 때 다 같이 과체중으로 측정된다 하더라도 체형은 저마다 다르게 보일 수가 있다. 왜 이와 같은 체형의 차이가 날까?

비만 환자가 100명이면 100가지의 비만 원인이 있다. 하지만 이들의 환경과 검사 결과, 체형을 종합해보면 크게 4가지로 비만 체형이 분류된다는 것을 알 수 있었다.

지금부터 하나씩 비만 체형을 살펴보자.

일반적으로 복부 비만을 판정하는 방식은 허리둘레와 엉덩이둘레를 잰 후 두 치수의 비율을 측정하는 것이다. 치수만 보고는 복부 비만의 원인이 피하 지방형인지 내장 지방형인지 알 수가 없다. 피하 지방형과 내장 지방형을 구분하는 이유는 원인과 치료를 위한 접근 방법이 다르기 때문에 중요하다.

(1) 피하 지방형 복부 비만

피하 지방은 단열 효과로 체온을 유지해주고 섭취한 음식 중 남은 영양분을 비상시에 사용하기 위한 저장 목적으로 사용된다. 그러나 체형 관리의 관점에서 보면 에너지가 부족한 몸은 혈액, 근육, 간(내장) 등에 있는 지방을 먼저 에너지로 사용하고 피하 지방은 맨 나중에 에너지원으로 사용되기 때문에 쉽게 분해되지 않는다.

여성은 임신과 모유 수급을 위해서 에너지를 저장할 생물학적인 이유가 있으므로 복부 피하 지방은 주로 여성에게 더 많이 나타난다.

(2) 내장 지방형 복부 비만

내장 지방형은 내장 사이에 쌓인 지방으로 피하 지방형보다는 좀 더 윗배가 볼록한 형태를 띤다. 흔히 뱃살을 똥배라고 말하는데 내장 비만과 똥배는 엄밀히 다르다. 내장 비만은 명치 아래의 배꼽 주변의 윗배가 나온 형태이고 똥배는 변비 등으로 장에 변이 많이 축적되었거나 가스가 차서 하복부가 볼록 솟은 모양이다.

내장 지방은 피하 지방보다 쉽게 분해되어서 지방이 혈액에 쉽게 들어가 인슐린 저항성을 일으킨다. 인슐린 저항성이란 췌장에서 인슐린이 분비되어도 세포에서 작용하지 못하는 현상을 통틀어 말한다.

내장 지방은 혈중 포도당 수치를 높여서 당뇨병, 고인슐린혈증, 이상지혈증HDL, 콜레스테롤의 농도 감소을 유발하고 동맥경화증, 협심증, 심근경색증을 일으켜 자칫 뇌졸중중풍까지 일으킬 수 있다.

보통 여성보다 남성이 복부 내장 지방의 비율이 높다. 여성은 복부 지방 중에서도 피하 지방이 주요 문제이기 때문에 지방 분해 시술로도 효과적으로 허리둘레를 감소시킬 수 있다. 반면 남성들은 피하 지방을 줄이는 시술과 내장 지방 감소를 위한 노력을 병행해야 한다.

복부 지방을 대사의 이상 관점에서 다시 분류한다면 부신 기능 이상형과 장간 대사 이상형으로 나눌 수 있다. 외관상 부신 기능 이상형은 피하 지방형에 가깝다.

(1) 부신 기능 이상형

부신 기능 이상형은 지방이 하복부 주위와 엉덩이 윗부분을 둘러싸고 있고 다리가 가늘어진 경우가 대부분이다. 거북등이라고 불리는 지방 덩어리가 뒷목 아랫부분부터 침착되어 있다. 장기간 스트레스에 노출되면 체형이 점차 변화하는데 우리 몸은 스트레스 상황을 위기라고 인식하기 때문에 중요한 장기인 뇌와 장기를 보호하기 위해 얼굴과 복부에 지방을 축적시킨다.

스트레스를 해결하려면 혈당을 올릴 필요가 있기 때문에 근육을 녹여서 혈당을 올리려고 노력한다. 그 결과 가장 큰 근육인 허벅지가 가늘어진다. 이때는 고단백 식사를 하는 만

부신 기능 이상형

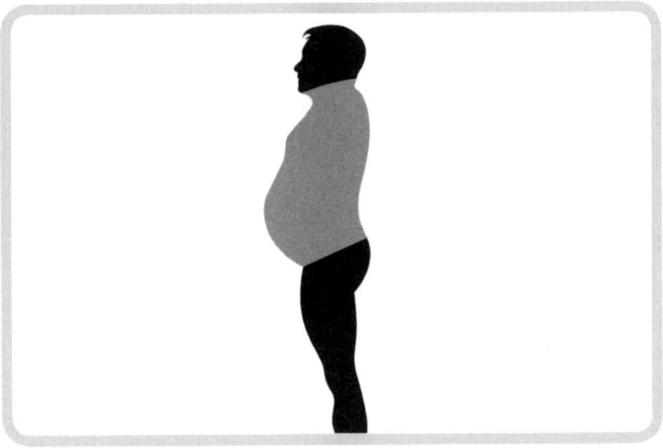

큼 근육이 잘 생기지 않는다. 허벅지가 가늘어지면 넘어지기 쉬우므로 뒷목에 지방을 축적해서 우리 몸은 스스로 잘 넘어지지 않는 체형으로 변화하려 한다.

그래도 스트레스 상황이 계속되면 피부가 점차 얇아지고 멜라닌 색소가 자극받아 기미가 올라온다. 부신 호르몬의 감소로 면역 기능이 떨어져 만성 피로 및 섬유 근육통도 생긴다. 잠을 깊게 못 자고 기억력이 떨어지며 뇌에 안개가 낀 느낌이 든다. 걱정을 지나치게 하고 우울해하며 짜거나 매운 음식을 선호하게 된다.

부신 호르몬 불균형으로 여성에게 남성호르몬이 상대적으로 우세해져 탈모와 여드름의 원인이 된다. 또한 체내의 산성

장간 대사 이상형

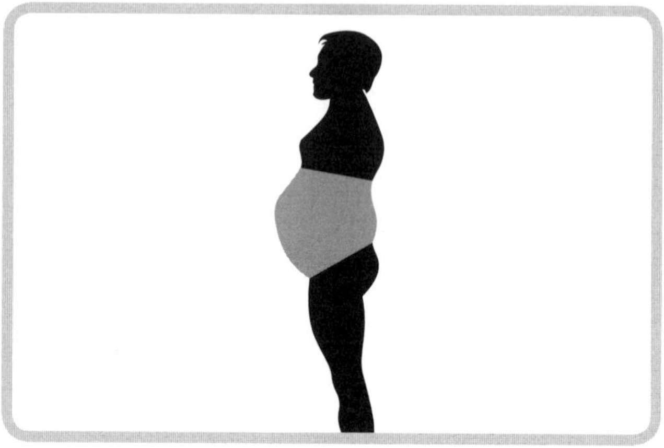

과 알칼리 균형이 깨져 뼈에서 칼슘이 빠져나가 조직에 침착되어 관절 이상, 백내장, 동맥경화를 일으키기도 한다.

(2) 장간 대사 이상형

장간 대사 이상형은 일명 우리가 '술배'라고 부풀어 오른 배를 말한다. 이들은 식후에 복강 내 압력이 올라가기 때문에 불편을 느끼기도 한다. 수면 자세 또한 편하지 못해 수면의 질이 떨어진다. 혈당이 올라가고 고지혈증이 있는 경우가 흔하고 혈당을 유지하는 능력이 떨어지므로 공복이 오래 유지되면 컨디션 조절이 잘 안 된다. 눈이 자주 충혈되고 쉽게 피곤해지며 알레르기성 질환이 잘 생긴다. 장차 대사 증후군으로

여성호르몬 기능 이상형

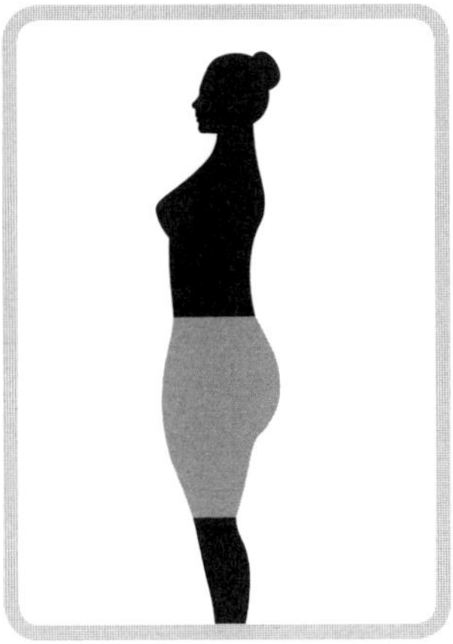

갑상선호르몬 기능 이상형

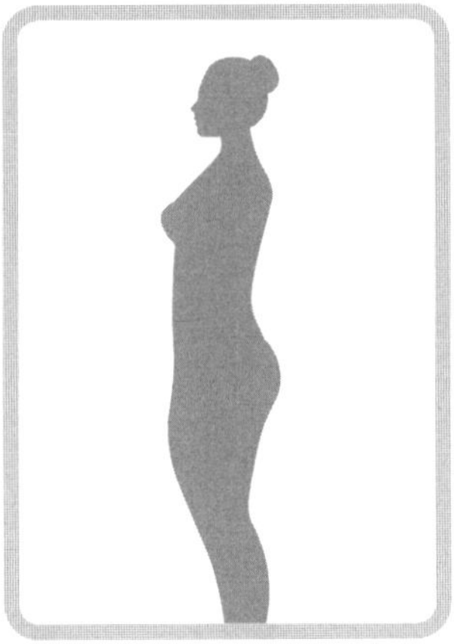

진행되어 심장이나 뇌혈관 질환이 생길 위험성이 가장 높다.

(3) 여성호르몬 기능 이상형

여성호르몬 기능 이상형은 여성호르몬 중 에스트로겐과 프로게스테론Progesterone의 균형이 깨졌을 때 생긴다. 에스트로겐의 가장 큰 임무는 생식이므로 에스트로겐이 우세해지면 태아를 보호하기 위해 복부, 허벅지 부위에 지방이 축적되어 하체 비만을 유도한다.

생리 불순, 탈모, 여드름, 두통을 앓기 쉽고 생리 전 증후군, 우울증 및 난소의 혹이나 자궁 근종, 유방의 종양, 불임 등으로 고통받기 쉽다. 성욕이 없고 기분 변화가 잦고 땀을 흘리

비만의 4가지 유형

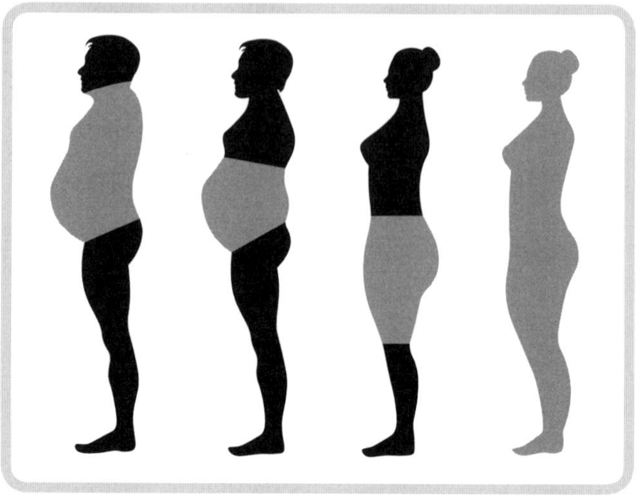

는 증상이 동반되기 쉽다.

여성호르몬의 불균형 상태가 장기간 이어지면 불임이 될 수 있고 유방, 자궁, 난소 등 여성호르몬의 영향을 받는 장기에 혹이나 암이 자랄 위험성이 점차 커진다.

(4) 갑상선호르몬 기능 이상형

갑상선호르몬 기능 이상형은 대개 몸 전체, 목과 어깨부터 다리까지 비만한 형태를 보인다. 탈모가 잘 일어나고 눈썹 가장자리부터 털이 빠지기도 한다. 손톱이 부러지기 쉽고 혈액

순환이 좋지 않아 손발이 차서 여름에도 발이 시릴 수 있다. 피부가 얇고 건조하며 생리 불순이 자주 동반된다.

부신 기능 이상형이 오전에 주로 피곤하고 카페인 없이 일과를 시작하기 어려운 유형이라면 갑상선호르몬 기능 이상형은 종일 피곤하므로 탄수화물 중독에 더 빠지기 쉬운 유형이다. 질환이 오래 진행되면 뮤신Mucin 단백질이 눈 주위와 뺨에 축적되어 부어 보이고 표정없는 얼굴이 된다.

대부분의 환자들이 위의 4가지 유형 중 한 가지 형태의 원인만으로 비만이 되는 경우는 드물고 각각의 원인이 작용하기 때문에 환자 개개인에 대한 맞춤 치료를 해야 한다.

2 여드름, 탈모, 우울증을 유발하는 뱃살 비만

음식물이 지나가는 장은 인체의 내부일까? 아니면 외부일까?

위장, 소장, 대장으로 연결된 길은 신체 세포의 입장에서는 길게 연결된 외부 통로로 보인다. 다시 말하면 입에서 항문까지 연결된 장의 안쪽 공간은 음식물이라는 외부 환경이 지나가는 통로다. 우리가 섭취한 음식물은 분해된 후 장의 표면을 통해 흡수된 후 우리 신체의 내부에 들어오는 것이다.

신체의 외부와 접촉하는 장기들로는 무엇이 있을까?

누구든지 떠올릴 수 있는 대표 장기는 바로 피부다. 폐를 떠올릴 수도 있다. 코로 숨을 쉬면 기관지를 통해서 외부의 공기가 폐 안으로 들어오기 때문이다. 그다음이 장이다.

여기서 소장의 구조를 자세히 살펴보면 장의 점막들은 융모라고 불리는 수많은 돌기로 이루어져 있다. 그 돌기들을 현미경으로 살펴보면 더 작은 돌기들로 이루어져 있다. 이것을 미세 융모라고 한다.

모든 융모를 활짝 펴서 그 면적을 계산하면 한 사람의 장 점막은 테니스 코트의 2배 정도 되는 크기라고 한다. 피부 면적의 약 200배에 달한다. 그러므로 장은 외부와 접촉하는 면적이 우리 몸에서 가장 큰 장기다.

단단한 조직으로 구성되어 있는 피부에 비해 장의 점막은 아주 부드러운 세포로 되어 있다. 그래서 쉽게 손상을 받는다는 문제가 있다. 장에는 장 신경 시스템Enteric Nervous System이라고 불리는 정교한 신경 세포들의 네트워크가 있다. 척수Spinal Cord보다 더 광범위한 네트워크다.

작은창자에만 1억 개가 넘는 신경 세포들이 있다고 하니 놀랍지 않은가? 예로부터 전해 내려온 “복장이 터진다”, “배알이 꼴린다”, “뱃심에서 나온다”라는 말들이 이유 없이 나온 말들이 아닌 것이다. 또한 행복 호르몬이라고 알려진 세로토닌Serotonin도 95%가 장에서 만들어진다. 그래서 장은 제2의 뇌라고 한다.

현대 의학에서는 장을 단순히 음식물의 영양소를 흡수하

는 기관으로 보고 있어서, 눈에 보이는 궤양이나 종양 등의 질병에 대한 치료법에 심혈을 기울인다.

하지만 기능 의학에서는 장 점막의 미세한 손상이나 소화효소의 분비 기능 저하도 심각하게 받아들인다. 그 이유는 장은 외부와 접촉해서 1차로 독성 물질을 걸러내는 가장 중요한 관문이기 때문이다.

장 점막의 손상들 때문에 생기는 현상들을 통틀어 '장 누수 증후군'이라고 한다. 장 누수가 생기면 장에서 영양소를 흡수하는 과정에 문제가 생겨 영양소의 불균형을 일으킬 수 있고 반대로 장에서 걸러주어야 할 독소들을 걸러내지 못하고 통과시켜서 문제를 일으킬 수 있다.

장 누수 증후군이 생기면 어떤 일이 생길까? 먼저 미세 융모의 길이가 줄어들어 영양분 흡수 면적이 줄어든다. 3대 영양소인 포도당, 아미노산, 지방산의 흡수가 줄어드는 것도 문제지만 비타민, 미네랄 등 미세 영양소의 흡수량이 감소된다는 것이 더 심각하다.

비타민과 미네랄은 3대 영양소가 연소되어 에너지를 낼 때 불쏘시개와 같은 역할을 하고 활성 산소를 없애주는 청소부이기도 하다. 따라서 비타민과 미네랄이 부족하면 에너지를 내는 과정이 원활하지 않아 체중만 늘어나고 힘이 빠지며 쉽게 지친다.

대표적으로 흡수 장애를 잘 일으키는 미네랄이 철분이다. 대부분의 빈혈은 철분이 결핍되어 생긴다. 하지만 환자들은 빈혈이 생긴 이유도 모른 채 철분제만 꾸준히 먹는다. 그러다 철분 약을 끊으면 몇 달 뒤에 또 빈혈이 생기는 악순환이 반복되고 만다. 철분 결핍이 빈번히 발생하는 이유는 장 점막 손상으로 철분 흡수량이 줄기 때문이다.

그 외에 각종 미량 원소인 아연Zinc, 크롬Chromium, 구리Copper, 망간Manganese, 붕소Boron, 바나듐Vanadium 등의 흡수량이 줄어들어 피로, 성욕 감퇴, 우울, 당뇨병 악화 등 다양한 병증의 원인이 된다.

그런데 더 심각한 문제는 내독소 반응이다. 내독소란 장 내에 서식하는 크기가 큰 유해균들이다. 그래서 장 점막 세포가 정상일 때는 몸속으로 통과되지 못하지만 장 점막이 손상되면 내독소가 침투한다.

내독소가 혈관으로 들어가서 피를 따라 전신을 돌면 우리 몸의 백혈구가 염증 반응을 일으킨다. 이를 '내독소 반응'이라고 한다. 내독소 반응이 가벼울 때는 몸살 증상으로 흔히 나타난다. 감기와 다르게 전신이 쑤시거나 미열이 동반되기도 한다. 그러면서도 감기를 앓을 때 나타나는 기침이나 콧물 같은 증상은 거의 없는 것이 특징이다.

내독소가 더 깊숙이 침투하면 몸의 여러 곳이 손상되는데 피부와 심장 혈관, 간 세포, 폐 점막, 코 점막, 눈 점막, 입 점막, 질 점막 등의 염증을 일으킨다. 그 결과 각종 알레르기 반응을 일으키고 급성 신장 질환, 패혈증, 간장 질환, 비만, 당뇨병의 악화를 유발한다.

우리 몸의 면역 세포 70%가 장에 몰려 있다. 왜냐하면 몸에 해로운 물질이 가장 많이 들어오는 곳이 바로 장이기 때문이다.

만일 나쁜 물질이 장벽을 통과하려고 하면 즉각 경보를 울려 면역 세포인 림프구가 항체를 내보내 나쁜 물질이 침입하기 전에 파괴한다. 그러나 장 점막이 손상되면 여러 이물질이 우리 몸으로 들어온다. 그러면 면역 세포는 항체를 만들어 이 물질을 둘러싸고 파괴한 후 청소한다.

그러나 이물질이 너무 많이 들어오면 이물질과 항체가 붙어 있는 복합체인 '항원-항체 면역 복합체'가 너무 많아서 몸의 면역 체계가 모두 처리할 수 없게 된다. 그래서 청소되지 않은 이물질이 몸 구석구석에 붙어 있게 된다. 관절이나 인대에 붙고 피부, 간, 갑상선 등에 붙기도 한다. 그러다 면역 세포에게 발견되면 파괴된다.

문제는 면역 세포가 이들의 면역 복합체만 없애지 않고 정상 조직까지 파괴한다는 것이다. 이물질이 붙어 있던 정상 조직에 염증이 생기는 것이 바로 '자가 면역 질환'이다.

류머티스 관절염이나 강직성 척추염, 크론씨병, 궤양성 대장염, 하시모토 갑상선염, 아토피 피부염 등이 장의 염증 반응과 관련이 있다고 해도 과언이 아니다.

그 외에도 장 내 환경이 개선되지 않으면 유익균보다 유해균들이 더 많이 증식하여 문제를 일으킨다.

장 내에 유해균이 많이 자라는 이유는 무엇일까? 그 원인은 전적으로 먹거리와 식사 습관에 있다. 일부 곰팡이나 유해균이 장 내에서 서식해도 유산균이 장을 지배하고 있으면 우리 몸은 아무런 위협도 받지 않는다.

대충 배를 채우기 급급한 식사가 하루, 이틀, 열흘, 한 달, 1년, 5년, 10년 반복되면서 점차 장이 나빠지는 것이다. 유해균은 소화가 덜 된 음식물을 먹이로 한다.

식이섬유는 유익균의 먹이가 되므로 유해균은 식이섬유를 기피한다. 유해균을 죽이는 소화 효소와 담즙도 싫어한다. 장 운동이 활발해지는 것도 좋아하지 않는다. 장 운동이 천천히 진행되어야 유해균이 음식을 부패시킬 시간이 많아지기 때문이다.

흔히 속이 쓰리면 제산제를 먹어 위산이 희석되므로 유해균이 아주 좋아한다. 위산은 균을 죽이고 소화를 돕는데 제산제는 그 기능을 없애기 때문이다.

채소는 살아 있는 효소가 많이 들어 있어서 음식물 소화에 도움을 준다. 대신 유해균이 먹을 먹잇감은 줄어든다. 유해균은 우리가 고기를 잘 안 씹고 삼키기를 바란다. 단백질이야말로 부패시키기 제일 좋기 때문이다.

한국 사람은 서양 사람보다 장이 길어서 그만큼 유해균이 부패시킬 시간적 여유가 더 많다. 최근 들어 한국인 사이에 대장암이 급격히 증가하는 이유도 바로 이 때문이다. 유해균이 가장 좋아하는 것은 고기와 더불어 단순당Simple Sugar이다.

이 단순당은 위와 소장, 대장의 운동을 떨어뜨려서 음식물과 배설물이 몸에서 빠져나가는 시간을 늦춘다. 또 변비를 유발해서 부패의 가능성을 높이고 몸에서 일어나는 모든 염증 반응을 더 심화시킨다.

단순당은 에너지를 금방 만들어낼 수 있어 유해균을 빠르게 번식시킨다. 단순당을 먹을수록 우리의 면역력은 떨어져 유해균 증식을 억제하는 것이 더 어려워진다. 과한 음주를 즐기고 흡연하며 스트레스를 받아 아무 때나 먹는 것도 소화효소를 만들지 못해 유해균이 아주 좋아한다.

따라서 장 건강 관리를 소홀히 하면 몸에 필요한 영양소가 덜 들어오고 몸에 들어온 내독소가 만성 염증 반응을 일으키게 된다. 비만, 당뇨, 동맥경화증 등 현대 만성 질환의 발생에 아주 중요한 원인이므로 바로잡아야 한다.

3 굶어도 살이 찌는 갑상선 기능 저하증

대부분의 난치성 비만 환자들은 갑상선 기능 이상과 연관되어 있다. 갑상선은 목의 앞부분 정중앙에 자리하며 나비 모양의 형태를 띠는 내분비샘이다. 이 갑상선은 날마다 소량의 갑상선호르몬을 분비해 각 기관의 대사를 조절하는 역할을 한다. 우리 몸을 차에 비유한다면 갑상선호르몬의 역할은 액셀러레이터에 비유할 수 있다. 갑상선호르몬은 속도를 조절하는 역할이다.

갑상선호르몬은 기초 대사율과 심장 혈관계의 수축력을 높이고 장의 운동 속도, 근육의 수축력을 높인다. 또한 혈중 콜레스테롤 수치를 내리거나 태아의 성장과 발달에 필요한 역할을 한다. 갑상선호르몬이 부족하면 왜소증 또는 정신지체가 올 수 있다.

여러 역할을 하는 갑상선의 기능이 떨어지면 머리부터 발끝까지 속도 저하 탓에 다양한 증상이 생겨난다. 갑상선호르몬의 기능이 저하되면 체중이 쉽게 늘어나고 운동이나 다이어트를 하더라도 쉽게 빠지지 않는다. 또 체중이 늘어나는데도 에너지는 부족해서 늘 피곤하고 추위를 탄다. 몸의 중심 부위에서 가장 먼 손발부터 차가워진다.

뇌는 에너지 의존성이 매우 높은 기관이다. 뇌에 에너지가 원활히 공급되지 않으면 인지 기능과 심리 상태가 불안정해져 두통, 건망증, 우울증 등의 원인이 된다.

갑상선 기능이 떨어지면 여성은 배란이 잘되지 않고 심하면 불임이나 유산으로 이어지기도 한다. 갑상선 기능이 저하된 남성도 성욕이 줄어들고 발기가 잘되지 않는다.

또한 장 운동이 느려져 변비가 생기고 장 속에 해로운 세균이 퍼져 독소들이 재흡수된다. 해독을 위해 에너지가 많이 필요해지는 것이다. 나쁜 콜레스테롤로 알려진 저밀도 콜레스테롤과 중성 지방이 높게 나타나기도 한다.

반대로 갑상선 기능이 항진되면 이유 없이 체중이 빠진다. 불안증, 공황장애, 분노 등은 항진증의 대표 증상이며 설사를

갑상선 기능에 영향을 끼치는 요인

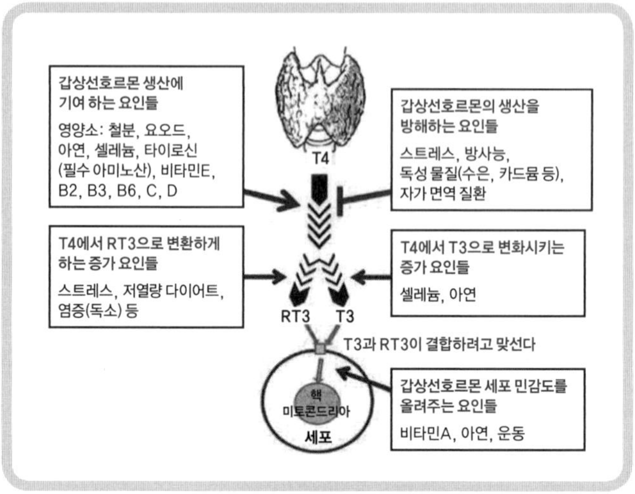

출처: The institute for functional medicine

하거나 먹자마자 바로 화장실에 달려가는 증상이 나타난다. 이처럼 갑상선호르몬은 우리 신체 기관들을 정상적으로 작동시키는 데 매우 중요한 역할을 하지만 갑상선호르몬의 기능을 객관적으로 측정하는 것은 현실적으로 매우 어렵다.

예를 들면 갑상선에서 분비된 T4라는 갑상선호르몬은 간에서 T3로 바뀌어 세포와 성공적으로 결합해야만 갑상선호르몬의 고유한 역할을 할 수 있다. 하지만 스트레스, 외상, 저열량 식이, 염증, 독소, 감염, 간 기능 이상, 약물 복용 등의 문제가 있든지 철분Iron, 요오드Iodine, 셀레늄Selenium, 아연, 비타민 종류 B, C, D가 부족하거나 농약, 수은Mercury, 납Lead 등에 과잉 노출이 되면 갑상선호르몬이 세포에 도달하는 과정에 문제가 생긴다.

일반적으로 병원에서 갑상선 기능을 검진하는 TSH 검사는 T4에 반응해 오르내리기 때문에 실제 세포에 작용하는 T3의 양을 반영하지 못한다. 또한 T3의 양이 정상이더라도 세포의 수용체와 정확히 결합해서 세포로 들어가 제대로 작용하는지도 객관적으로 측정하기가 어렵다.

혈액 검사상 정상적인 갑상선호르몬 농도를 보이더라도 아래와 같은 증상을 보이는 환자는 잠재적 갑상선 기능 저하를 의심해봐야 한다.

① 정신적으로 우울하고 무기력하며 무심해졌다
② 성욕이 줄었다
③ 많이 자는데도 종일 피곤하고 초저녁부터 졸리다
④ 피부와 머리카락은 푸석하다. 탈모의 가능성이 보이고 눈썹이 가장자리부터 빠지기 시작한다
⑤ 손발이 시리고 주변에서도 이 사실을 안다
⑥ 생리 불순, 생리통을 자주 겪는다
⑦ 빵, 국수, 파스타, 와플, 도넛, 머핀, 케이크, 초콜릿, 주스, 아이스크림 등을 자주 먹는다

⑧ 부종이 자주 생기는데 눈이나 뺨 부위가 부은 듯 푸석푸석해진다
⑨ 팔뚝 아랫부분이 처지고 탄력이 없다
⑩ 손톱이 잘 부러지고 손톱에 세로로 골이 생긴다

갑상선호르몬이 부족한 이유는 매우 다양하다.

첫째, 에스트로겐과 유사한 구조를 가진 환경 호르몬은 세포의 갑상선호르몬 수용체와 경쟁적으로 결합한다. 가끔 갑상선 저하증은 에스트로겐 우세증과 유사한 증상을 보인다.

둘째, 목의 부상이나 거북목은 갑상선호르몬의 분비를 저해한다.

셋째, 스트레스가 쌓이고 방사선에 자주 노출되거나 식사 습관의 변화 등의 방해 원인이 있다.

갑상선 저하증이라면 에스트로겐과 성장호르몬, 화학 합성물이 들어간 음식을 줄여야 한다. 농약이나 살충제를 사용하지 않은 유기농 농산물의 섭취를 늘리고 평소 과일이나 채소를 씻을 때 주의를 기울여야 한다. 케일, 양배추 같은 십자화과 식물은 요오드의 결핍을 유도해서 갑상선 기능을 떨어뜨리므로 과도하게 섭취하지 않도록 주의한다.

4 다이어트 할 힘도 없는 부신 피로 증후군

우리 몸에는 콩팥 바로 위에 2개의 부신이 각각 자리하고 있다. 콩팥은 자기의 주먹 정도의 크기이고 그 위에 엄지손가락만 한 크기의 부신이 얹혀져 있다.

엄지손가락만큼 작은 부신이 우리 몸에서 하는 일은 참으로 많다. 부신은 혈당 조절과 면역 조절, 전해질 조절 등에 필요한 각종 호르몬을 분비해서 시시각각으로 변하는 환경에 적응하도록 돕는다.

또한 성호르몬의 전구체를 분비하기도 하는데 난소와 고환에서 성호르몬의 분비 기능이 떨어지는 갱년기가 되면 부신이 그 기능을 일부 대신한다. 만일 이때 부신의 기능이 떨어져 있으면 그만큼 갱년기 증상을 심하게 앓을 수 있다.

부신 호르몬은 혈압과 혈당을 유지하고 면역을 유지하는 등 생명을 유지하는 데 워낙 중요한 역할을 담당하기 때문에 우리 몸은 부신의 기능이 떨어질 때를 대비하여 2중, 3중으로 안전장치를 만들어뒀다. 부신의 피로도가 높아져 기능이 떨어지면 생명 유지와 직접적인 관련이 없는 성 기능 관련 호르몬의 분비부터 낮추고 혈당과 혈압 유지와 관련된 호르몬의 기능은 끝까지 유지하려고 노력한다.

스트레스에 대항하는 역할 또한 부신의 몫이다. 부신은 육체적, 정신적 스트레스를 구분하지 못하고 똑같이 호르몬을 분비해 대응한다. 스트레스에 반응한 신체가 부신 호르몬을 분비해 대응하는 반응들을 순서대로 살펴보자.

만일 여우가 먹이를 먹으려는 도중에 자기보다 강한 호랑이가 나타났다고 가정해보는 것이다. 여우는 먹이를 내버려두고 우선 도망부터 가야 한다. 그러려면 식욕이든 성욕이든 빨리 없애고 도망가는 것에만 온몸의 에너지를 집중할 것이다. 그래서 심장을 빨리 뛰게 하고 호르몬을 작용시켜 식욕을 떨어뜨린다. 이 같은 일은 동물뿐 아니라 우리 몸속에서도 일어난다.

스테로이드 호르몬은 우리 몸속에서 여러 가지 작용을 하지만 가장 중요한 역할은 혈당을 올리는 것이다. 스트레스를 받으면 왜 혈당이 올라갈까? 우리 몸은 자신을 보호하려고 재빨리 스트레스를 이길 수 있는 양의 에너지를 빨리 만들려 하기 때문이다. 그래서 스트레스 때문에 부신 기능에 이상이 오면 초기에는 성욕이 떨어지고 혈압이 올라가면서 단 음식이 당기게 된다. 인슐린 저항성의 경향이 커지고 복부 주위로 지방이 축적된다. 뒷목과 등에도 지방이 축적되는 경우가 많다.

유감스럽게도 스트레스는 단기간에 해결되지 않는 경우가 더 많다. 수년 이상 받는 스트레스로 부신이 지쳐 기능이 점차 떨어지면 혈압을 조절하는 능력이 떨어진다. 그래서 기립성 저혈압이 생기고 현기증을 자주 느껴 혈압을 유지하려는 노력으로 짠 음식을 자주 찾기 시작한다.

혈관의 탄력성이 떨어져 얼굴에 실핏줄이나 눈 밑의 그늘이 짙어지고 기미가 생긴다. 염분과 미네랄의 균형이 깨져서 수분의 균형이 무너지므로 얼굴이 푸석푸석해지거나 자주 붓는다. 붓기가 살로 이어지는 악순환으로 이어지기도 한다.

부신 호르몬은 혈당을 유지하기 위해 근육도 쓰기 때문에 다리가 가늘어지고 뼈를 약하게 한다. 뼛속에 있어야 할 칼슘을 근육, 인대, 관절, 혈관 등으로 이동시켜 종아리에 쥐가 나게 하거나 백내장, 관절염, 동맥경화 등을 일으키기도 한다.

스트레스를 받는 초기에는 예민해지지만 스트레스가 가중될수록 에너지 소진으로 우울한 경향을 띤다. 부신의 기능은 점차 떨어져 항상 기운이 없고 병약한 상태가 된다. 부신 피로는 오전과 오후 시간대에 극심한 피로감을 준다. 보통 오전 10시까지 잠이 완전히 깨지 않은 멍한 상태이고 오후 2~4시의 컨디션은 저조하다. 일반적으로 컨디션이 가장 좋은 시간은 오후 6시 이후다. 잠을 설치다가 오전 7~9시 사이에 잠이 오는 것도 부신 피로의 주요한 징후이므로 기억해두자.

여성에게 남성형 탈모가 생기기도 하고 인중에 검은 털이 자라기도 한다. 무엇보다 만성 피로에 시달리기 때문에 쉽게 에너지를 얻을 수 있는 탄수화물 중독에 빠지기 쉽다. 이는 체지방이 증가하는 원인이 되어 자신감 저하로 자포자기 상태로 더 먹게 되는 악순환을 일으킨다.

부신 저하 증상들은 다음과 같다.

① 복부 중앙에 튜브를 두른 듯한 지방 축적(복부 비만)

② 뒷목과 등에 지방이 축적된다

③ 팔과 다리가 가늘어진다

④ 만성 피로

⑤ 우울

⑥ 불면

⑦ 아침에 기상하기 힘들다

⑧ 오전과 오후에 극심하게 졸리다

⑨ 신경질

⑩ 스트레스를 견디기 어렵다

⑪ 얼굴이 부어오른다

⑫ 얼굴이 푸석푸석해진다

⑬ 턱살이 이중으로 겹친다

⑭ 눈 밑으로 짙게 그늘이 드리워진다

⑮ 인중에 털이 나거나 여성에게 남성형 탈모가 발견된다

부신 피로의 원인은 다양하다. 가장 치명적이고 치료하기 어려운 원인은 스트레스다. 불규칙하거나 부족한 수면, 흡연 등도 부신 피로의 원인으로 꼽힌다. 급성 및 만성 감염, 운동량이 부족하거나 지나쳐도 부신 피로가 나타날 수 있다. 또한 카페인 섭취, 불규칙한 식사 습관, 과로, 휴식 부족, 체내 독소 등에 의해서도 부신 피로가 나타난다.

성인의 80%는 부신 피로의 증상을 경험한다. 피로와 불면증, 근심, 걱정 등에서 자유로울 수 있는 사람은 없기 때문이다. 대부분의 부신 피로는 몇 주 지나지 않아 완전히 회복된

다. 하지만 정신적, 육체적 스트레스가 계속 쌓이고 병에 오래 시달리면 일반적인 접근 방식으로 회복되지 않는다. 이들은 '살을 뺄 힘이 없는' 사람들이다. 이들이 살을 빼려면 어떻게 해야 할까? '살을 뺄 힘을 줘야' 한다.

개인에 따라 원인이 다양하고 부신 기능 저하의 정도가 달라서 검사를 통해 환자의 상태에 대한 정확한 진단을 내리는 것이 중요하다. 그리고 환자에게 수년 동안 혹은 수십 년 동안 살이 찌게 된 원인과 습관이 이어져왔음을 이해시킨 후 건강하게 살을 뺄 계획을 함께 상의하는 것이다. 이 과정이 지겹다고 생각되는가? 아니다. 이렇게 정석으로 가는 것이 가장 빠르고 안전한 방법이라는 것을 6개월 정도가 지나면 환자들이 직접 깨닫는다.

다음의 사례를 살펴보자.

치료 전에는 뒷목 부분에 지방이 쌓여 일명 '거북목'이라고 불리는 현상이 나타났다. 복부에 지방이 많으며 상대적으로 팔다리가 가느다란 체형이다.

치료 후에는 뒷목과 복부의 지방이 줄어들고 팔다리 근육의 소실은 없었다.

부신 피로 증후군 '치료 전'의 모습

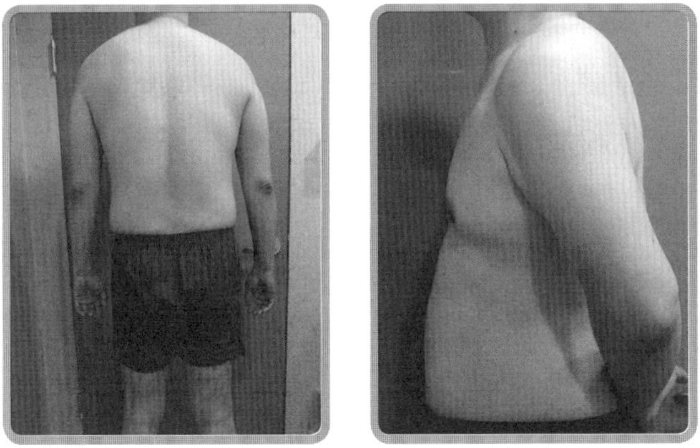

부신 피로 증후군 '치료 후'의 모습

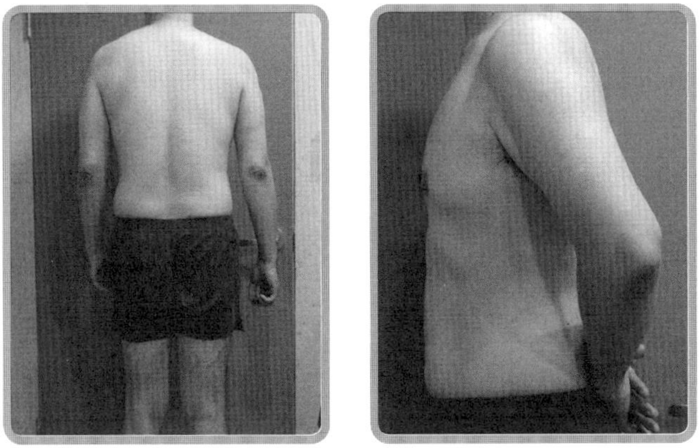

5 허벅지·엉덩이에 살이 집중되는 에스트로겐 우세증

30대 중반의 D씨는 호텔 직원이다. 처음 만나던 날, 그녀는 처방전을 내밀며 예전에 먹었던 식욕 억제제를 그대로 처방해달라고 했었다. 체성분 분석을 해보니 표준 체중에 근육량은 많고 체지방이 적은, 다이어트 약이 필요 없는 상태였다. 식욕 억제제나 대사 항진제는 더는 필요하지 않다고 설명해주었지만 그녀는 고집을 꺾지 않았다. 다이어트 약을 왜 복용하려는지 물으니 그녀는 뱃살과 허벅지를 말없이 보여줬다. 뱃살은 늘어지고 허벅지는 살이 불룩 튀어 나와 굵어 보였다.

"제가 치마를 입고 근무해서 사람들은 제 배랑 허벅지가 이렇게 굵은 줄 몰라요. 올여름에 친구들이랑 발리로 여행

갈 계획이 있는데, 그때 꼭 비키니를 입어보고 싶어요."

D씨는 복부와 허벅지 살이 운동으로도 빠지지 않으니 안타깝고 초조한 마음에 식사량을 무작정 줄이려 했던 것이다

"20대 때는 굶는 만큼 배가 들어갔거든요. 그런데 요즘은 어지러울 정도로 적게 먹어도 뱃살이 꿈쩍도 안 해요."

"굶는 만큼 원하는 부위의 살이 쏙쏙 빠지기만 한다면 얼마나 좋겠어요? 우리가 어떤 일을 하든지 예상되는 결과가 나오지 않을 때는 그 원인을 찾고 시행 방법이 잘못되지는 않았는지 돌아보고 다시 시도해야 해요. 무슨 일이든 열심히만 한다고 최상의 결과가 나오는 건 아니잖아요? 제가 질문지를 드릴 테니 D씨에 대해서 좀 더 잘 알 수 있도록 솔직히 답변해주세요. 하나하나 의미 있는 질문이니 신중하게 써주시면 더욱 정확한 결과를 얻을 수 있답니다."

D씨의 설문지 응답 결과를 보니 수년째 밤낮이 바뀐 근무환경과 스트레스로 번아웃Burnout Syndrome 직전이란 것을 알 수 있었다. 그녀의 어머니는 수년 전 자궁근종을 수술했고 D씨는 초음파와 혈액 검사 후 다낭성 난소 증후군Polycystic Ovary Syndrome 진단을 받은 지 오래였다. 생리 불순으로 피임약을 복용한 후 살이 더 찌는 것 같다고 했다.

그녀가 고민하고 해결하려는 복부와 허벅지의 비만은 생리

불순과 연관이 있다. 이런 증세가 계속된다면 불임이 될 가능성이 높아지고 자궁근종이나 유방암이 생길지도 모른다. 여성호르몬의 가장 중요한 역할은 아이를 낳아 기를 수 있도록 시기에 맞춰 몸을 변화시키는 것이다.

그런데 임신의 여부와는 상관없이 에스트로겐이 상대적으로 우세해지면 그 작용 탓에 복부와 허벅지 부위에 지방이 축적된다. 에스트로겐은 아이를 보호하기 위해 자궁 주위에 지방을 축적하는 의무가 있기 때문이다. 그렇다면 에스트로겐의 농도는 어떨 때 상대적으로 우세해지는 것일까?

첫째, 우리는 경험적으로 스트레스를 많이 받으면 한두 달 생리를 건너뛴다는 것쯤은 알고 있다. 스트레스로 부신 호르몬이 고갈되면 연쇄적으로 여성호르몬의 균형이 깨진다.

둘째, 갱년기가 되면 에스트로겐은 체지방과 부신에서도 생성되기 때문에 폐경이 되기 전보다 35%가 감소된다. 프로게스테론은 황체에서 대부분 생산되므로 약 75%까지 줄어든다. 이 같은 이유로 비만인 폐경기 여성들의 에스트로겐 수치는 프로게스테론에 비해 상대적으로 더 높아진다.

셋째, 인슐린 저항증이 생기면 에스트로겐의 우세 현상이 생긴다. 인슐린 저항증이란 세포가 당을 잘 이용하지 못하게 췌장에서 분비된 인슐린이 방해하는 현상을 말한다. 혈중 인슐린의 증가는 간세포에서 성호르몬 결합 단백의 생성을 억제해 혈중 유리 테스토스테론Free Testosterone 및 유리 에스트라디올Estradiol을 증가시켜 에스트로겐 우세증을 불러온다.

넷째, 갑상선과 부신, 난소는 상호 영향을 받는다. 서로 우리 몸의 기능을 유지하고 있기 때문에 어느 한 장기의 기능에 이상이 생기면 다른 두 장기에 영향을 끼쳐 연쇄 반응이 일어난다. 부신의 기능이 약해지면 생리 불순이나 생리통을 유발할 수 있고 갑상선의 기능도 떨어진다. 갑상선 기능이 약해지면 부신 피로와 에스트로겐 우세증이 더 악화된다.

다섯째, 간 질환 및 장 세균총 이상 증식증도 원인이 된다. 에스트로겐은 간에서 대사되어 대변으로 배출되는데 간 질환이 있거나 간 해독 기능에 이상이 생기면 에스트로겐 배출이 감소하므로 에스트로겐 우세증이 될 수 있다. 또 변비가 있거나 장 내 유해 세균이 과다 증식하면 에스트로겐이 재흡수될 우려도 있다.

여섯째, 환경 호르몬의 영향을 들 수 있다. 가정에서 무심코 뿌리는 살충제나 곰팡이 제거제, 제초제, 자동차 배기가스, 매니큐어, 페인트 제거제 등에 들어 있는 용매와 접착제, 비누와 화장품, 섬유 유연제 등에 들어 있는 유화제와 왁스, 드라이클리닝에 사용되는 물질, 플라스틱 제품, PCB, 석유 화학 제품 등이 대표적인 환경 호르몬 물질이다. 문제는 이들 환경 호르몬은 구조가 에스트로겐과 유사해 실제 인체로 들어오면 여성호르몬과 같은 역할을 하게 된다는 점이다.

많은 사람이 여성들의 호르몬 문제는 폐경기가 시작되는 중년 이후에나 발생한다고 여긴다. 호르몬 문제는 젊은 시절, 심지어 태어나기 전부터 시작될 수 있다. 나이 자체가 여성호르몬과 관련된 질환의 근본 원인이 되지 않는다.

과거와 달리 여성들이 에스트로겐에 과잉 노출되어 나타나는 현상들은 이미 사회에 만연해 있다. 여성호르몬의 균형이 깨지면 여드름, 탈모, 복부와 하체의 지방 축적 등의 증상으로 이어지지만 정확한 인과관계를 모르는 환자들은 원인에 맞는 치료는 하지 않고 그저 굶거나 무작정 운동한다. 지방 흡입도 불사하지만 올바른 치료 방법이 아니므로 결과는 여전히 실망스럽다.

환자마다 에스트로겐이 우세하게 되는 원인은 다르다. 한 가지 원인만이 작용했을 수도 있고 여러 개가 복합적으로 상호 작용했을 수도 있다. 더군다나 원인의 경중은 개인마다 다를 것이다. 우선 정확한 진단이 선행되어야 하고 엉킨 실타래를 풀듯이 하나씩 문제를 해결해야 한다.

6 폐경과 함께 찾아오는 갱년기 비만

몇 년 전에 내게도 폐경이 찾아왔다. 건강 관리를 잘해오고 있다고 자부했기 때문에 나는 폐경이 두렵지 않았다. 하지만 개인적인 스트레스가 많은 시기에 폐경이 겹치면서 감정 관리도 힘들어졌을 뿐 아니라 열성 홍조도 생겼다. 게다가 학원에서 매일 밤늦게 돌아오는 아이의 저녁 간식을 챙기면서 같이 먹다 보니 이듬해 봄이 되자 두루뭉술해진 허리와 마주보게 되었다.

한국 여성의 평균 폐경 나이는 49.7세다. 폐경을 기준으로 전후 4~7년의 기간을 갱년기라고 한다. 갱년기를 맞이한 여성은 신체적으로 많은 변화를 겪게 된다.

무엇보다 자기도 모르는 사이에 평균적으로 1년에 0.8kg 정도의 체중이 불어난다. 그뿐 아니라 폐경 전에는 엉덩이와 허벅지에 몰려 있던 살들이 점차 배 쪽으로 옮겨가 엉덩이의 모양이 납작해진다. 이런 체형의 변화는 마른 체형의 여성들에게도 예외 없이 나타난다. 팔다리는 더 가늘어지고 배는 볼록하게 튀어나오는 것이다.

갱년기 여성들에게 체형 변화가 일어나는 이유는 무엇일까?

첫째, 기초대사율은 50세를 기점으로 점차 감소하는데 대개 10년에 2~3%씩 감소한다. 그래서 똑같이 먹고 활동해도 살이 찔 수밖에 없다. 기초대사율의 감소 이유는 근육량의 감소와 월경이 끝남에 따라 황체기 에너지 소비가 소실되기 때문이다.

둘째, 폐경기 여성은 신체 활동이 줄어들어 에너지 소비량이 감소한다.

셋째, 호르몬의 변화 때문이다. 에스트로겐은 엉덩이 부위로 지방을 쌓이게 하는 반면 안드로겐Androgen은 복부 비만을 불러온다. 폐경이 되면 에스트로겐과 안드로겐의 비율에 변화가 일어나면서 복부 내 지방 축적이 일어난다. 왜냐하면 피하와 내장 지방 세포에 있는 호르몬 수용체의 종류와 작용이 다르기 때문이다.

갱년기가 임박한 여성 환자는 대부분 미용 목적을 갖고 내원한다. 하지만 환자를 관리하는 의사는 단순히 체중을 줄이는 것을 목표로 잡아서는 안 된다. 갱년기 전후의 비만한 여성에게서 뇌혈관 질환이나 심장병, 암의 발생률이 급격히 증가하고 있기 때문이다. 따라서 체중 조절을 통해 질병의 발생을 예방하는 것을 치료의 중요한 목적으로 생각해야 한다.

현재 한국 여성의 평균 수명은 84세로 보고된다. 이를 기준으로 보면 여성들이 폐경기를 맞은 이후의 기간이 일생의 ⅓을 차지한다. 중년 이후의 여성들은 고혈압 발생률이 점점 높아져 60대 이후에는 남성의 유병률을 넘어선다. 3대 사망 원인 중 하나인 심장, 뇌혈관 질환에 의한 사망률은 남성보다 여성이 높은데 이는 폐경 후의 호르몬 변화와 관련이 깊다.

혈관에 지질이 쌓이는 것을 막고 나쁜 콜레스테롤을 낮추는 역할을 하는 에스트로겐 농도가 급격히 감소해 폐경 이후 몇 년 동안은 뇌혈관 질환의 발병이 잦다. 폐경기 전후의 생활 습관을 어떻게 가지느냐에 따라 심장 질환이나 암, 당뇨병 등으로 고생할 수 있거나 건강한 노년을 보낼 수도 있다.

중년은 건강한 노년을 위한 황금 시기다. 어떻게 이 시기를 맞이해야 할지 알아보자.

날씬한 체형을 가지려면 체중을 감량하고 살이 찌지 않는 식사 습관과 평소 생활 습관을 새로 점검해야 한다.

(1) 식이 요법

폐경 이후는 점진적으로 식사량을 줄이는 것이 이롭다. 하루에 1,000~1,200kcal의 균형 잡힌 식사를 권하는데 이때 빵이나 떡, 면류 같은 음식은 피하고 하루 세 끼를 챙겨 먹는 것이 좋다. 적게 먹으면 비타민과 미네랄, 칼슘이 부족해지기 쉬우므로 보충제를 함께 복용한다.

비만한 폐경 여성은 관상 동맥 질환이나 유방암, 비만 동반 질환의 빈도가 높으므로 섭취하는 열량을 낮추는 것뿐 아니라 트랜스 지방과 소금의 섭취를 줄이고 식이섬유의 섭취를 늘리는 것이 중요하다. 단, 과일의 섭취를 자제하고 채소와 정제하지 않은 곡류를 자주 접하려고 노력해야 한다.

연어 같은 생선은 심장 건강과 전반적인 신체 균형을 돕는 필수 오메가-3 지방산과 단백질을 공급한다. 일주일에 2번 기름진 생선, 특히 흰 살 생선을 먹고 닭고기는 4번 이상 먹자. 아마씨, 올리브오일, 아보카도, 견과류 등을 자주 먹어서 몸에 좋은 지방을 섭취하자. 항상 물병을 가지고 다니며 하루에 1.5~2l의 물을 마시자.

(2) 운동 요법

규칙적인 운동을 하면 기초 대사량과 근육량이 증가하고 결국 복부 비만에서 멀어진다. 매일 30분씩 운동하는 시간을 확보하라. 운동 강도는 하루에 3.5km를 약간 빠른 걸음으로 걷는 것 정도가 적당하다. 운동의 종류는 유산소 운동을 70~80%로 하고 20~30%는 근력 운동을 병행하면 더 효과적이다. 관절이 좋지 않은 여성은 수영이나 고정식 자전거 타기와 같은 운동으로 시작하면 무리 없이 운동할 수 있다.

(3) 약물 치료

식이 요법과 운동 요법으로 체중 감량이 충분하지 않을 때 보조 방법으로 사용한다. 비만의 약물 치료 대상은 체질량 지수가 25kg/m^2 이상이 되거나 체질량 지수가 23kg/m^2 이상이지만 비만과 관련된 위험 인자나 동반 질환이 있는 경우에 사용할 수 있다. 비만 치료제를 쓰는 동안에도 식사 조절과 운동은 병행한다. 폐경 후 여성은 에너지 소비가 감소하므로 에너지 소비를 증강시키는 약제의 사용이 도움되기도 한다. 카페인과 에페드린Ephedrine의 효과가 보고된 바 있다.

⑷ 시술

팔, 옆구리나 하복부처럼 운동으로 도저히 해결되지 않는 부위의 지방 제거는 주사나 시술의 도움을 받을 수도 있다.

7 무시하다 큰코다치는 남성 갱년기

50대에 들어선 E씨는 최근 허리가 굵어지고 머리카락이 점점 빠지는 것을 느낀다. 알 수 없는 무력감과 우울함에 주말이면 집에서 가만히 누워 쉬기만 한다.

"책을 봐도 집중이 잘 안 되고 읽고 나서도 기억이 안 난다", "운동을 열심히 하는데도 배가 나온다", "팔다리에 힘이 빠지는 것 같다".

50대 초반의 남성들이 병원을 찾거나 친구들과의 술자리에서 자주 늘어놓는 푸념들이다. 이는 남성 갱년기의 대표 증상들이다. 혹시 자신도 남성 갱년기인지 궁금하다면 자가진단을 해보자.

남성 갱년기 증후군 자가 진단

① 성적 흥미가 줄어들었다

② 발기의 강도가 떨어졌다

③ 근력이나 지구력이 감소했다

④ 키가 줄어들었다

⑤ 삶에 대한 즐거움을 잃었다

⑥ 슬프거나 불안하다

⑦ 기력이 몹시 떨어졌다

⑧ 예전처럼 민첩하지 못하다

⑨ 저녁 식사 후 바로 졸리다

⑩ 예전보다 일의 능률이 떨어졌다

위의 10가지 항목 중 ①번 혹은 ②번에 해당하거나 그 외 3개의 항목에서 '그렇다'고 응답했다면 남성 갱년기 증후군을 의심해볼 수 있다.

남성 갱년기는 남성호르몬, 테스토스테론의 분비량이 줄어들어 발생한다. 예전에는 40세 이상을 기준으로 잡았으나 최근에는 나이와 상관없이 혈중 남성호르몬이 감소하고 그와 관련된 증상이 발견될 때를 남성 갱년기로 정의한다. 남성 갱년기의 중요한 원인으로 나이뿐 아니라 과도한 음주, 흡연, 스트레스 같은 건강과는 거리가 먼 생활 습관이나 비만이 거론된다. 생활 습관이나 여건이 좋지 않은 남성이라면 그 발생 빈도는 2배가량 높다.

대부분 성 기능이 떨어지고 나서야 남성호르몬에 대해 관심을 두지만 때는 늦었다. 남성호르몬 증상의 발현 순서는 리비도의 감소 → 비만 → 우울감 → 인지 기능 저하 → 발기 부전으로 진행된다.

기력이 떨어졌다고 느끼거나 살이 찌는 등 초기 증상을 발견했을 때 대비를 세워야 하는 것이다.

또한 사람들이 착각하는 사실 중 하나는 '남자는 갱년기가 없다'는 것이다. 실제로 남성 또한 다양한 갱년기 증상으로 고생하지만 인지하지 못할 뿐이고 단지 '나이 탓'이라 여기고 제대로 대응하지 못하는 경우가 많다.

남성 갱년기가 여성 갱년기와 다른 점은 본인도 모르는 사이에 그 증상이 서서히 진행된다는 것이다. 여성은 폐경과 함께 여성호르몬의 분비가 급격하게 감소하지만 남성은 40대 후반부터 70대를 걸쳐 호르몬의 분비가 점차 감소하므로 여

나이에 따른 성호르몬 변화

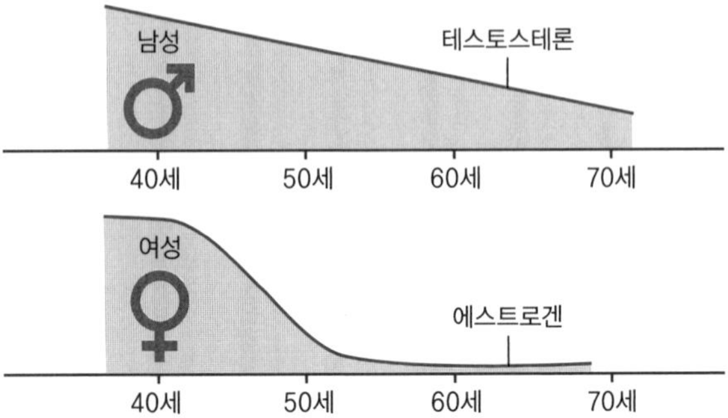

남성은 여성처럼 어느 한 시점에 성호르몬이 급격히 감소하는 것이 아니고 천천히 줄어들기 때문에 증상이 명확하지 않아 방치하는 경우가 많다.

성의 갱년기처럼 증상이 극적으로 나타나지 않는다.

또한 남성 갱년기는 우울증, 고혈압이나 당뇨, 고지혈증, 비만 같은 대사 증후군과 깊은 관련성이 있다. 따라서 복부 비만이 있거나 당뇨병, 골다공증이 발병했을 경우에 남성호르몬의 감소를 의심하고 확인해보아야 한다.

비만과 남성호르몬은 상호 작용을 일으킨다. 남성호르몬은 근육을 키우고 지방을 줄이는 효과가 있으므로 남성호르몬이 부족해지면 내장 지방이 쌓이고 근육이 줄어든다. 근육이 줄어들면 인슐린 저항성이 생겨 고혈압이나 당뇨병 등이 뒤이어 생길 수 있다. 더군다나 50대 이상 남성이 비만하면 정상 체형의 또래보다 남성 갱년기 증상을 빠른 시기에 심하게 앓는다.

지방 조직과 세포가 대사 물질을 분비하는 과정에서 남성호르몬을 감소시키므로 체내 지방이 축적되면 남성호르몬은 상대적으로 감소할 수밖에 없다. 이렇게 호르몬의 작용은 서로 유기적으로 연계되어 있어서 결국 남성 갱년기와 대사 증후군은 악순환의 고리를 띠게 된다.

그렇다면 남성 갱년기를 치료할 방법은 없는 것일까? 이는 테스토스테론을 보충하는 것으로 시작한다. 남성호르몬 보충 요법을 시행하면 근력이 늘고 체지방이 줄어 무기력, 피로감, 우울증 등이 개선된다. 성욕도 생기는 등 전반적인 신체 기능을 키울 수 있다.

남성호르몬 치료 후 증상들이 나아지는 시기 또한 다르게 나타난다. 리비도 증가 → 우울감과 비만 개선 → 인슐린 민감도 증가 → 발기 능력 향상 순이다.

무분별한 호르몬 투여는 인체의 급격한 변화를 일으켜서 심각한 부작용을 일으킬 수 있기 때문에 신중한 처치가 필요하고 주기적으로 전립선암에 대한 진찰과 혈액 검사를 해야 한다. 여성 갱년기 치료와 마찬가지로 남성 갱년기 치료도 언제까지 치료해야 한다는 기준은 명확히 정해지지 않았다.

무엇보다 비만이 생기지 않도록 열량에 신경을 써야 한다. 양질의 단백질을 많이 섭취해서 근육량이 줄지 않도록 해야 하고 소금과 나쁜 지방의 섭취량을 줄여 혈관을 건강하게 유지해야 한다.

혈관 질환이 있는 환자는 발기 부전이 와 있을 가능성이 많다. 성기로 가는 혈관의 굵기가 심장이나 뇌로 가는 혈관의 굵기보다 훨씬 가늘어서 고지혈증이나 당뇨 등의 질환이 있는 환자는 혈류가 좋지 않아 발기 부전이 될 가능성이 높아진다. 발기 부전과 관상 동맥 질환의 연관성에 관한 연구를 보면 심장 관상 동맥 질환이 있는 환자는 관상 동맥 질환보다 발기 부전이 평균적으로 2~3년 먼저 발병했다고 보고한다.

가정에서는 굴, 조개류, 생선같이 아연, 칼슘이 풍부한 음식을 섭취하는 것이 좋다. 오메가-3와 항산화제, 마그네슘, 셀레늄, 비타민E도 도움이 된다. 그에 반해 육류, 치즈, 아이스크림같이 테스토스테론의 수치를 떨어트리는, 지방 함유가 높은 음식은 피해야 한다. 물론 음주, 흡연, 과로를 금하는 것은 필수다.

4장

먹을수록 날씬해지는 식사 습관

1. 간헐적 단식을 생활화하라

여러분이 이 책을 읽는 이유는 체중을 줄이기 위해서만은 아닐 것이다. 힘들이지 않고 체중을 뺄 수 있고 맘껏 먹고도 건강하게 체중을 유지할 방법이 있다면 당연히 그 방법을 따르는 것이 맞다. 끼니마다 열량을 계산하고 체중이 줄었다, 늘었다 아슬아슬한 곡예를 그만하고 싶다면 식사하는 시간을 바꿔보라.

요리에 관심이 많던 나는 유명하다는 요리 선생을 찾아 한식, 양식, 일식, 제빵 수업을 받았다. 매일의 저녁상은 내가 배워온 요리들로 화려하게 차려졌고 아침을 먹어야 뇌에 영양이 충분히 공급되어 하루를 활기차게 보낼 수 있다는 논리로 삼시 세끼를 열정적으로 챙겼다. 흔히 비만 관리하는 환자들에게 아침을 먹어야 오후에 폭식을 피할 수 있으므로 세끼를 먹는 것이 좋다고 교육한다. 그런데 아이러니하게도 우리 가족의 체중은 이때가 가장 무거웠다.

3대 거짓말 시리즈가 있다. 그중 하나가 "대학 가면 살 빠진다"이다. 하지만 대학에 진학해서도 도무지 그럴 기미가 보이지 않던 딸은 간헐적 단식을 하고부터 쉽게 빠지기 시작했다.

간헐적 단식이란 말 그대로 가끔 굶는 방법이다. 그 원리는 자가 포식 작용과 호르몬의 분비 조절에 있다. 자가 포식이란 세포가 영양소 결핍 상황이 됐을 때 자신의 단백질을 분해하거나 불필요한 세포 성분을 스스로 제거해 에너지를 얻는 활동을 말한다. 공복 시간을 길게 가지면 자가 포식 작용이 일어나 세포의 노폐물을 청소할 수 있다.

원시 시대 때부터 우리의 몸은 식량이 떨어질 때를 대비해서 에너지를 몸에 저장하게끔 진화했다. 식사를 모두 에너지로 소진하지 못한다면 1차적으로 글리코겐의 형태로 변해 간과 근육에 저장된다. 하지만 에너지는 지방의 형태로 저장해두는 것이 가장 효율적이기 때문에 글리코겐으로 저장되고도 남은 당은 중성 지방으로 합성되어 지방 세포에 저장된다.

이때 작용하는 호르몬이 인슐린이다. 그래서 하루 중 인슐린이 분비되는 시간이 많을수록 체지방은 그만큼 합성된다. 따라서 인슐린의 분비를 최대한 적게 하는 것이 다이어트의 핵심이다.

식사를 5~6회로 나눠 조금씩 먹는 방법이 있고 당 지수가 낮은 음식 섭취를 권하기도 한다. 그런데 적은 양을 여러 번 나누어 먹는 것은 인슐린 수치를 안정적으로 유지하는 효과밖에 없으므로 공복 시간을 좀 더 길게 늘려서 인슐린의 농도를 많이 낮춰주는 것이 다이어트에 더 유리하다.

공복 시간이 길어지면 우리 몸은 부족한 에너지를 보충하려고 지방을 녹이기 시작한다. 대표적으로 분비가 증가하는 호르몬은 성장호르몬이다. 성장호르몬은 성장기에 가장 많이 필요하지만 나이가 들어서도 분비는 계속된다. 성장기에는 키를 크게 하고 성장기 이후에도 근육을 발달시키고 지방을 분해하며 골다공증을 예방하는 역할을 하므로 항노화, 미용 효과가 있다.

단식으로 혈당과 인슐린 수치가 낮아지면 혈당을 높이는 호르몬인 글루카곤Glucagon이 저장된 탄수화물을 분해한다. 저장된 글리코겐이 다 연소하면 성장호르몬이 체지방의 분해를 늘리고 혈당의 사용을 줄여 적정한 수준으로 혈당을 유지한다.

그렇다면 어떤 방법으로 간헐적 단식을 할 수 있을까? 간헐적 단식은 2종류다. 하나는 1주일에 5일은 평상시와 같이 먹고 2일은 아침, 점심을 거르고 저녁에 600kcal가량을 섭취하는 5:2 단식이다. 다른 하나는 매일 똑같이 아침만 거르고 점심, 저녁은 평소대로 먹는 16:8 단식이 있다.

식사 내용에 따라 차이는 있지만 식사 후 2~3시간이 지나면 인슐린 농도는 떨어지고 계속 공복 상태가 유지된다면 간에 저장된 글리코겐이 연소해 에너지로 전부 소모되는 데 8~12시간이 걸린다. 그러므로 매일 16시간의 공복 시간을 가지고 지방 분해를 유도해서 근육을 기르는 것이 다이어트법의 핵심이다.

16:8 간헐적 단식을 할 때 오전의 공복 시간이 힘들다면 탄수화물이나 단백질보다 인슐린의 분비를 적게 유발하는 버터나 MCT오일을 블랙커피와 섞어 마시기도 한다.

아침 한 끼만 굶으면 되는 방법이라 실제로 해보면 그리 힘들이지 않고 뱃살을 뺄 수 있는 장점이 있다. 게다가 인슐린의 분비를 줄여주므로 인슐린 저항성이 있는 고혈압, 당뇨, 고지혈증, 복부 비만이 있는 사람들에게 권하기 좋은 방법이다.

저탄고지 다이어트

콜레스테롤은 우리 몸 세포막의 구성 성분이고 부신 호르몬과 성호르몬을 만들 때 원료로 쓰이므로 생명과 건강 유지에 중요한 성분이다. 혈액 검사로 측정되는 콜레스테롤 중 음식으로 섭취한 것은 25%뿐이고 몸속에서 생성되는 부분이 75%다.

우리의 몸은 항상 일정하게 안정된 상태, 즉 항상성을 유지하려고 애쓰므로 콜레스테롤을 적게 먹으면 몸에서 많이 생산하고, 많이 먹으면 적게 생산한다. 그래서 포화 지방을 많이 섭취해도 혈중 콜레스테롤 농도에 큰 영향을 끼치지 못한다.

분유보다 모유를 먹고 자란 아이가 더 건강하고 감기에 걸

렸을 때 더 빨리 낫는 것은 다 아는 사실이다. 모유에는 분유보다 콜레스테롤의 함량이 50% 이상높다.

인간은 태아 때부터 주로 지방과 단백질을 영양분으로 섭취하고 케톤 대사를 하므로 고지방 식이가 우리 몸에는 자연스럽다. 하지만 70여 년 동안 사람들은 포화 지방의 섭취가 건강을 해친다는 믿음을 갖고 있었다. 그 믿음의 근거는 1950년대로 거슬러 올라간다.

1953년, 미네소타대학 생리위생학 교수이던 앤셀 키스Ancel Keys가 포화 지방이 비만과 심혈관 질환의 주범이라는 '지질가설'을 세우고 이를 뒷받침하기 위해 22국을 대상으로 조사했다. 하지만 자신의 가설에 맞는 결과만 선택해서 7개국의 결과만을 발표했다.

그는 포화 지방의 섭취가 많을수록 심혈관 질환에 의한 사망률이 올라가니까 식물성 지방과 탄수화물로 열량을 보충하는 것이 심장병을 예방하고 건강을 지킬 수 있는 식단이라고 주장했다. 이어 제약 업계는 물론 식품 업계까지도 혈액 내 콜레스테롤 수치를 낮춘다는 다양한 제품들을 선보였다.

저지방 식품이 유행하고 포화 지방이 악의 축으로 지목되면서 예전에 쓰이던 팜유, 코코넛오일 대신에 불포화 식물성 기름이 맹신을 얻어 대두유를 비롯한 식용유와 경화유가 이

포도당과 인슐린의 관계 반응

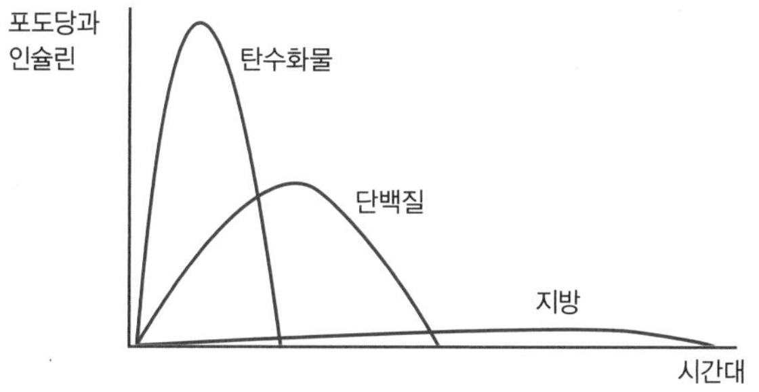

를 대체하게 된다. 미국국립보건원National Institutes of Health도 나서서 지방 대신 탄수화물 섭취량을 늘리도록 제안했는데 그 결과 해가 갈수록 비만, 심장병, 당뇨 등이 가파르게 상승하게 된다.

최근의 연구 결과들은 콜레스테롤이 아닌 염증, 산화, 트랜스 지방, 당분, 스트레스 등을 심장병의 원인으로 꼽는다. 스타틴계 약물 복용으로 콜레스테롤 수치를 낮춰봐도 심장 질환 사망율은 낮추지 못했다. 이에 2015년 미국국립보건원이 콜레스테롤의 일일 섭취 제한을 폐지했다.

몸에 지방이 축적되는 원인은 지방의 과다 섭취가 아니고, 탄수화물의 과다 섭취이며 과다 섭취된 탄수화물은 인슐린의 분비를 유발해 체지방의 합성을 증가시킨다. 그러므로 탄수화물을 제한하고 지방을 많이 먹게 되면 지방은 에너지원으로 사용되며, 잉여분은 대부분 대소변으로 배출된다. 지방은 탄수화물보다 더 많이 먹더라도 체중 감량이 더 잘된다.

저탄고지 다이어트의 핵심은 탄수화물을 적게 먹고 인슐린 분비를 감소시켜 효과를 보는 감량법이다. 고지방 식이의 장점은 좋은 지방을 섭취해 인슐린의 분비는 증가시키지 않고 세포막을 포함해 세포의 상태를 건강하게 유지하는 것이다.

지방은 섭취 후에 탄수화물과 단백질보다 식후 인슐린을 거의 높이지 않아서 과잉된 열량을 체지방으로 저장하지 않는다. 일반적으로 다이어트를 할 때 닭가슴살 위주의 고단백 식사를 선호하지만 단백질 식사도 인슐린의 분비를 유발한다.

인슐린은 지방의 분해를 늦추고 지방 축적을 촉발하는 책임자다. 혈당을 올리는 음식들은 신체가 인슐린 호르몬을 다량 분비하게 한다. 인슐린이 급증하면 잠깐 혈당 수치가 낮아지는데 이것 때문에 한낮부터 늦은 오후까지 피로하다.

또한 밤에 잠이 깨고 단 음식이 당기는 등의 증상을 불러일으킨다. 과도한 인슐린 분비가 장기적으로 반복되면 체중 증가를 촉진하고 심장 질환과 제2형 당뇨병 등의 위험을 증가시킨다.

성공적인 지방 감량을 유지하는 비밀은 올바른 음식을 섭취하는 것이다. 올바른 음식은 식욕도 효과적으로 조절해준다. 저탄수화물 식단은 혈액 중 콜레스테롤 및 중성 지방 수치, 당 수치, 인슐린 수치의 바람직한 변화를 가져온다. 탄수화물 섭취량을 극단적으로 제한한다고 하더라도 인체 내부에서 지방이나 단백질로부터 만들어진 케톤에서 에너지를 얻을 수 있기 때문이다.

저탄수화물 고지방 식단으로 혈당, 고지혈증 수치가 빠르게 안정되어가는 사례는 수없이 많다. 하지만 대사의 유형이 사람마다 다를 수 있으므로 본인에게 맞는 식사법을 찾는 것이 치료의 가장 중요한 단계다.

지방이라고 다 같은 지방을 일컫는 것은 아니다. 천연 버터, 동물성 기름을 권장하고 있으며 식물성 기름 중에서는 올리브오일, 코코넛오일, 아보카도오일, MCT오일, 냉온압착 들기름만 권장한다.

카놀라유, 유채씨유, 옥수수유, 포도씨유, 해바라기씨유, 땅콩기름, 콩기름, 들기름, 참기름 등의 식물성 기름은 모두 제한한다. 물론 가공 버터, 마가린, 쇼트닝은 트랜스 지방이 많으니 주의해야 한다.

오메가-6 지방과 오메가-3 지방은 체내에서 서로 상반된 작용을 하며, 이 두 지방 사이에서 올바른 '균형'을 잡는 것이 건강을 위해 중요하다. 오메가-6지방 섭취를 줄이고, 오메가-3 지방 섭취를 늘리자.

육류는 천연의 지방이 풍부한 고기를 먹는 것이 좋다. 식이섬유가 풍부한 잎채소를 많이 먹고 과일 중 아보카도, 토마토, 미네랄이 풍부한 견과류 등을 소량으로 섭취해서 적정량의 탄수화물을 섭취하도록 하자.

3 다이어트에 도움이 되는 단백질, 피해야 하는 단백질

채식주의자들은 자신이 건강한 식사를 하고 있다는 생각을 하기 쉽지만 사실은 그렇지 않다. 다이어트를 할 때 식물성 단백질에만 의존하는 것은 좋은 아이디어가 아니다. 식물성 단백질이 동물성 단백질을 대체할 수 없는 이유는 다음과 같다.

첫째, 같은 양의 단백질을 먹더라도 식물성 단백질의 소화기관의 흡수율은 약 70%로, 동물성 단백질이 80~90% 흡수되는 데 비해 낮다.

둘째, 식물성 단백질은 불완전 단백질이다. 사람의 몸에서 만들 수가 없어서 꼭 섭취해야 하는 단백질을 필수 아미노산이라고 하는데 세포 내에서 단백질 합성이 원활하게 일어나려면 필수 아미노산이 필요하다. 단백질의 총섭취량이 충분해도 필수 아미노산 중 한 가지가 빠져 있으면 아미노산 결핍 현상이 일어나게 된다.

부족한 필수 아미노산의 양에 비례해 단백질 합성이 덜 일어나기 때문이다. 쌀에는 라이신Lysine이 부족하고 콩에는 메티오닌Methionine이 부족하다.

동물성 단백질은 필수 아미노산 종류를 모두 갖추고 있어 '완전 단백질'이라 하는 반면 식물성 단백질은 필수 아미노산이 최소 1~2개가 빠져 있어서 '불완전 단백질'이라고 불린다.

채식주의자들은 음식으로 필수 아미노산을 모두 얻지 못하므로 근육이나 기관을 구성하고 있는 아미노산을 빼내서 생명을 유지한다. 그래서 근육과 장기가 약해질 수밖에 없다.

셋째, 천적으로부터 자신을 보호하기 위하여 알곡도 독을 품고 있는 경우가 있다. 대표적으로 피틴산Phytic Acid이 포함된 콩, 현미, 옥수수 등 섬유질이 풍부한 음식이다. 피틴산은 소화 불량을 일으키고 몸속에 필요한 필수 미네랄까지 배출시킨다.

이런 현미의 부작용을 개선한 것이 발아 현미다. 현미의 씨눈이 발아하면 피틴산은 인Phosphorus과 이노시톨Inositol로

멜라토닌 대사

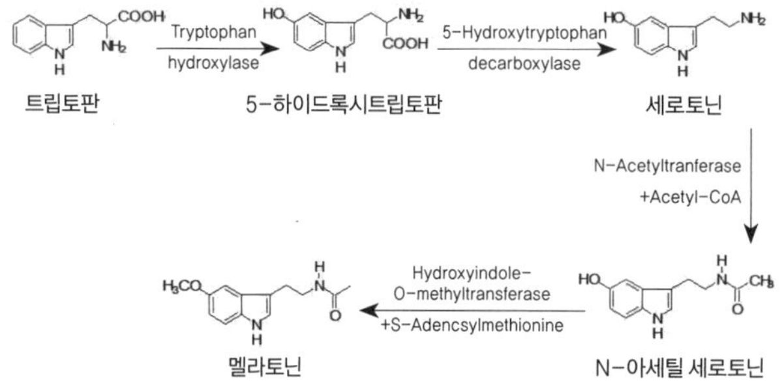

바뀐다. 위와 같은 이유로 식물성 단백질은 동물성 단백질보다 질이 떨어지고 몸에서 이용하는 데 제약이 따른다.

다이어트에 성공하려면 꼭 지켜야 하는 것은 잘 자는 것이다. 밤에 깊게 자는 동안 성장호르몬이 분비되어 지방을 태운다. 수면은 수면호르몬으로 불리는 '멜라토닌Melatonin'의 영향을 많이 받는다.

질 높은 수면에 필수적인 멜라토닌은 낮에 몸에서 만들어 놓은 신경 전달 물질 '세로토닌'을 재료로 해가 진 후에 우리 몸에서 합성한다.

그러므로 기분 좋은 잠을 취하려면 낮에 세로토닌이 충분히 만들어져 있어야 하는데 이 세로토닌을 만들기 위한 재료가 필수 아미노산 '트립토판Tryptophane'이다.

'멜라토닌은 밤에 분비되니까 저녁에 그 원료가 되는 트립토판을 섭취하면 된다'라고 생각할 수도 있지만 멜라토닌의 재료가 되는 세로토닌은 낮에 햇빛의 영향을 받으면서 생성된다. 그 세로토닌의 원료가 되는 트립토판은 오전 중에 섭취해야 한다.

트립토판은 아미노산이므로 다른 아미노산과 충돌하지 않도록 하는 것이 중요하다. 다른 아미노산과 합쳐지면, 충분히 뇌에 닿지 않게 되어 뇌에서 세로토닌의 합성이 충분히 되지 않기 때문에, 공복 시에 섭취하여 트립토판이 뇌에 잘 도달할 수 있게 해야 한다.

아침에 배가 고픈 상태에서 트립토판을 섭취할 때 과일 주스나 과일 등의 당분과 함께 먹으면 포도당이 혈액으로 들어가 인슐린이 분비되어 트립토판이 뇌에 전달되기 쉬워진다.

트립토판은 체내에서 만들 수 없으므로 식사로 섭취해야 한다. 통상 하루에 섭취할 수 있는 트립토판의 양은 약 100~200mg으로 알려졌다. 트립토판은 보통의 상차림에서 충분히 섭취할 수 있다. 하지만 정신의 안정과 숙면을 위해서 500~1000mg 정도의 많은 양의 트립토판이 필요하기도 하다.

트립토판은 고기나 생선 등의 동물성 단백질에 많이 포함

식품별 트립토판 함유량(기준: 100g당)

바나나 10mg	붉은 생선 200~250mg
두유 53mg	낫토 242mg
요구르트 47mg	명란젓 291mg
가공 치즈 291mg	백미 89mg
해바라기씨 310mg	연어 알 331mg
아몬드 201mg	메밀 192mg
육류 150~250mg	

되어 있다. 그래서 다이어트와 채식주의 등으로 동물성 단백질을 피하면 트립토판 부족이 되기 쉽다. 트립토판의 부족은 세로토닌의 부족으로 이어지며 세로토닌은 정신 안정 작용이 있기 때문에 불안감과 좌절 등에 노출될 수밖에 없다. 세로토닌이 부족하면 수면호르몬인 멜라토닌도 충분히 만들어지지 않으므로 선잠이 드는 등의 부작용이 생긴다.

우리가 즐겨 먹는 사골국, 도가니탕, 곰탕, 닭백숙 등은 콜라겐, 젤라틴, 글루코사민, 글루타민, 미네랄 등을 섭취하는

데 좋은 음식들이다. 관절과 뼈 건강에 당연히 도움을 줄 뿐만 아니라 장 누수 증후군을 개선하고 갑상선 세포의 기능 향상에 도움을 준다. 건강하게 살을 빼기 위해서 매일 사골국 국물을 한두 컵씩 마시자. 뼈를 우려내는 과정에서 과하게 인이 나오는 것을 예방하기 위하여 3번까지만 고는 것이 좋다.

4 탄수화물, 단백질, 지방의 균형 맞추기

환자들이 비만 관리를 위해 내원하는 동기는 크게 3가지로 나누어볼 수 있다. 운동하면서 약의 도움을 받아 식사량을 줄이고 싶은 경우, 혼자 이것저것 해봤는데 차도가 없어 도움을 청하는 경우, 체중을 더 줄이고 싶지 않으나 몸의 라인을 원하는 경우로 나눌 수 있다.

이들은 살을 빼려면 적게 먹는 것이 가장 중요하다고 여긴다. 적게 먹고 많이 움직이면 움직일수록 그만큼 살을 뺄 수 있다고 믿기 때문에 다이어트는 곧 식욕과의 전쟁이라고 생각한다. 적게 먹는 만큼 살이 빠지는 사람이 있고 그렇지 않은 사람도 있다. 그러므로 자신이 어느 유형에 속하는 사람인지 아는 것이 중요하다.

번거로울 수 있지만 식사 일기를 써서 자신이 매일 먹는 것들을 파악하는 것이 좋다. 스마트폰의 다이어트용 어플에 식사 내용을 입력하면 열량, 탄수화물과 단백질과 지방의 섭취 비율, 나트륨 섭취량 등을 바로 알 수 있다.

식사 일기를 적는 것이 습관화되면 다이어트의 성공률은 50%로 올라간다. 시작이 반이라기보다 자신이 뭘 먹는지 아는 것, 그것이 몹시 중요하기 때문이다. 소크라테스도 '너 자신을 알라'고 하지 않았던가?

다이어트를 시작할 때 자신의 적정 섭취 열량을 알아보려면 현재 체중과 표준 체중과의 차이를 계산한 후 생활 습관을 살펴봐야 한다.

주로 앉아서 생활하는지 활동량이 많은지에 따라 일일 섭취 열량을 계산한다. 그 후 탄수화물 : 단백질 : 지방의 섭취 비율은 검사 결과에 따라 개인마다 적절한 비율을 찾아 그에 맞춰 섭취하면 된다.

섭취한 음식을 기록만 하면 비율은 바로 알 수 있으니 섭취 비율을 아는 것은 어렵지 않다. 식사 일기를 쓰기 시작한 환자들은 섭취 비율을 지키는 것이 생각보다 어렵다는 것을 알 것이다.

비만클리닉을 찾는 이들은 평소 탄수화물 섭취율이 80% 가까이 되는 경우가 많다. 우리가 주식으로 먹는 밥, 빵, 국수, 떡과 다이어트 때 흔히 먹는 고구마뿐만 아니라 감자, 당근, 연근 등의 뿌리채소와 과일도 탄수화물에 포함된다.

하루도 빠짐없이 에어로빅하고 자전거를 취미로 타고 전국 일주를 하는 60대 환자가 있었다. 매일 운동을 열심히 하는데도 배가 자꾸 나와 내원한 경우였다.

“원장님, 나는 운동을 진짜 열심히 해요. 아침에 에어로빅하고 한 끼에 밥도 반 공기밖에 안 먹어요. 매일 윗몸일으키기도 하고…. 어떻게 더 잘할 수 있겠어요? 근데 왜 배가 들어가지 않나요?”

“밥도 적게 드시고 좋아하는 떡, 빵도 끊었는데 왜 뱃살이 들어가지 않을까요? 뱃살 줄이는 시술도 받는데 말이에요. 종일 뭘 드시는지 다시 한 번 같이 적어보죠.”

“다이어트를 시작하고부터 붓기 빠지라고 호박죽을 한 솥 끓여두고 끼니때마다 한 그릇씩 먹어요.”

탄수화물이 대부분인 호박을 죽으로 만들어 하루에 2~3그릇씩 섭취했으니 뱃살은 당연히 빠지지 않는다.

우리가 다이어트를 하는 목적은 날씬해지기 위해서다. 환자들은 무조건 마른 체형이 날씬하다고 생각한다. 같은 1kg

이라도 지방 1kg의 부피는 근육 1kg의 부피보다 훨씬 크다. 날씬해 보이려면 지방의 무게를 줄이고 근육의 무게를 늘려야 한다. 체지방이 늘어나는 원인은 지방의 섭취보다 탄수화물의 섭취가 큰 원인이 된다.

그래서 탄수화물 : 단백질 : 지방의 섭취 비율을 맞춰서 섭취하기를 권장한다. 허기를 참을 수 없어 간헐적 단식 같은 방법을 하기 어렵다면 차라리 식사의 횟수를 늘리는 것이 더 유리하다.

하루 다섯 끼를 먹는다고 가정하면 첫 끼는 기상 후 30분 이내, 마지막 식사는 잠들기 4시간 전에 하는 것이 좋다. 그 사이의 시간 동안 3등분해서 다섯 끼를 맞추어 먹는 것이다. 단, 끼니마다 탄수화물, 단백질, 지방(탄, 단, 지)의 비율을 맞춰 섭취하는 것이 가장 무난한 식사 방법이다.

하루 총식사량의 비율을 맞추는 것이 아니라 식사 때마다 탄수화물 : 단백질 : 지방의 섭취 비율을 일정하게 맞추는 것이 포인트다. 이를테면 하루 전체의 탄, 단, 지 섭취 비율은 훌륭한데 아침에는 탄수화물만 먹고 점심때는 골고루, 저녁에는 단백질 식사로 몰아서 하는 일이 흔하다.

이런 식사 방법은 전체 섭취량이 똑같더라도 끼니때마다 비율을 맞춰 식사하는 사람들보다 효과가 적다. 그 이유는 식사 후에 분비되는 호르몬 때문이다.

단백질이나 지방과 달리 탄수화물은 섬유질의 함량 여부에 따라 혹은 죽, 밥, 떡 등의 조리법에 따라 같은 양을 먹더라도 혈당을 올리는 속도가 다르다. 혈당이 빨리 올라갈수록 인슐린의 분비는 늘어나 체지방이 축적되도록 유도한다. 그러니 앞서 붓기를 빼려고 끼니마다 먹었던 호박죽이 순간순간 혈당을 올려서 지방을 쏙쏙 채웠던 것이다.

건강에 누구보다도 관심이 많던 중년 환자의 경우를 살펴보자. TV 건강 프로그램을 챙겨보고 좋은 정보를 모조리 습득해 따라 하는 분이었다. 자신이 건강한 식사를 한다고 자부하는데도 허리둘레 치수는 잘 줄어들지 않아서 관리 때마다 고민을 토로했다.

문제는 TV에서 피를 맑게 하고 해독 효과가 있다는 주스의 요리법을 보고 사과와 당근을 포함한 채소를 갈아서 하루에 2~3잔씩 마신다는 점이었다. 한때 당근 5개와 사과 2~3개를 즙을 내어 마시는 주스가 유행한 적이 있었다. 주스니까 당연히 살이 찌지 않으리라 생각하고 상담 때 말하지 않아 파악할 수 없었다.

특히 여성들은 다이어트를 할 때 밥 대신 과일을 많이 찾는다. 과일은 당도가 높아서 인슐린의 분비를 자극한다. 여름에는 수박과 참외, 가을에는 포도, 겨울에는 귤을 많이 먹어서 뱃살이 늘어난다. 과일은 달면 달수록 뱃살을 더 늘린다고 이해해도 된다.

끼니마다 탄수화물, 단백질, 지방을 골고루 섞어서 섭취하면 일정한 정도의 포만감이 종일 유지되어 폭식으로 이어지지 않는다. 건강한 아름다움을 고수하려면 모든 면에서 균형을 잘 지키는 것이 가장 중요하다.

5 현미 잡곡밥이 몸에 독소를 축적시킨다

살을 빼려고 내원한 첫 상담 때 G씨(48세)는 부종이 있고 얼굴에 홍조가 심했다.

"저는 유명한 피부과 중 안 가본 병원이 없어요. 웬만한 레이저 시술은 다 받아봤고 지금도 꾸준히 다니면서 관리받는 곳이 있으니 얼굴은 신경 쓰지 마세요."

"살을 빼다 보면 얼굴의 홍조가 먼저 좋아질 거예요."

아니나 다를까 G씨가 복부 관리를 받으러 다닌 지 2주쯤 지나자 얼굴을 덮고 있던 홍조가 조금씩 옅어져 맑은 피부가 드러나기 시작했다.

"참 신기하네요. 붉은 얼굴이 늘 콤플렉스였거든요. 살을 빼다 보니 얼굴이 하얘지네요."

그녀는 매끼 현미밥을 지어 먹고 몸에 좋다는 음식과 제철 음식들로 건강한 식탁을 차리고 있었다. 시술 없이 2주 만에 홍조가 연해지자 자신도 하얀 얼굴을 가질 수 있는지를 물어 왔다. 나는 곧바로 그녀의 대사와 영양 상태를 평가하고 지금까지와는 다른 방법으로 홍조 치료를 시작했다.

첫 대면 때 붉은 얼굴, 염증성 여드름, 탈모, 가는 머리카락, 악성 기미 등이 있으면 어떤 문제로 내원했던지 장 기능부터 개선되어야 문제가 근본적으로 해결된다고 강조한다.

우리가 타고 다니는 차가 출고될 때부터 엔진의 성능에 차이를 두는 것같이 우리의 위와 장의 소화 흡수 기능도 사람마다 어느 정도 차이가 있도록 유전적으로 결정되어 태어난다. 누구는 아무거나 먹어도 무리 없이 소화시켜 에너지원으로 이용할 수 있지만 누구는 주의해도 소화가 잘 안 되고 탈이 난다.

섭취한 음식을 효율적으로 분해하는 기능이 떨어지면 제대로 분해되지 못한 음식물은 장 내에서 잘 흡수되지 못할 뿐만 아니라 부패해 염증 물질로 작용한다. 그러므로 장 기능이 떨어진 사람의 간은 계속 독소를 해독해야 하므로 다른 사람들의 간보다 항상 지치기 마련이다. 간에 해독할 물질들이 넘쳐나면 히스타민Histamine의 분해가 효율적이지 못해 알레르기 반응을 자주 일으키거나 홍조를 띠기도 한다.

우리는 과음하는 사람의 얼굴은 대체로 붉다는 것을 경험적으로 알고 있다. 예상대로 G씨도 이러한 독소를 해독하는 기능이 떨어져 있었고 혈액 검사를 해보니 그녀가 다이어트를 위해 매일 먹던 닭고기, 브로콜리, 토마토에 지연 알레르기 반응을 보이고 있었다.

지연 알레르기 반응은 우리가 흔히 떠올리는 두드러기나 복통, 설사 같은 반응이 아니라 만성 피로, 두통, 부종, 체중 증가 등의 증상이 며칠 후에 나타나기 때문에 내가 어떤 음식을 먹어서 피곤하거나 두통, 부종 등의 증상을 보인다고 자각하기는 어렵다.

자신에게 알레르기 반응을 일으키는 음식을 계속 먹으면서 하는 다이어트는 한계가 있기 마련이다. 내부에서 계속 염증 반응이 일어나기 때문에 적게 먹고 운동하는 만큼 빠지지 않을 뿐 아니라 늘 피로해서 탄수화물 섭취가 자신도 모르게 늘어나게 된다. 간은 해독해야 할 물질들이 너무 많아 분해된 지방 세포를 처리할 여력이 없어지므로 지방 세포의 분해에 한계가 생긴다. 여기서 한 가지 짚고 넘어가야 할 진실이 있다.

다이어트를 시작하는 사람들은 대부분 백미밥에서 현미밥

으로 바꾼다. 현미밥을 먹고 완전히 분해, 흡수시킬 수 있는 소화 능력을 가진 사람들은 생각보다 적다. 불완전하게 분해된 현미 알갱이는 우리 몸을 통과하면서 독소를 만들어내므로 득보다 실이 더 많다. 식품의 객관적인 영양 함량과 그 식품이 내 몸에 들어와 줄 수 있는 영양의 내용은 사람마다 차이가 있다.

G씨는 지연 알레르기 반응을 보이는 음식을 6개월간 끊기로 했다. 치료의 시작은 좋은 것을 시작하는 게 아니라 나쁜 것을 끊는 것이 먼저다. 그러고 나서 간의 해독 작용을 도와줄 수 있는 다양한 영양소를 공급했다.

치료 초기에는 운동을 권하지 않는다. 푹 쉬면서 치유에 필요한 에너지를 보충해주는 것이 훨씬 유리하기 때문이다. 그렇게만 해도 닭고기, 토마토만을 먹고 헬스장에서 열심히 뛴 것보다 감량 결과가 좋았다. 그뿐 아니라 레이저 치료를 해도 도무지 없어지지 않던 홍조까지 사라져 하얀 피부로 되돌아왔다.

식단 조절 후 홍조 변화(2016년 1월→8월)

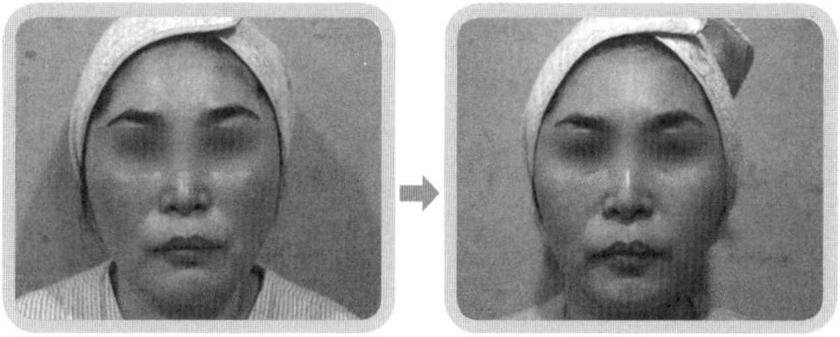

식단 조절 후 체형 변화(2016년 1월→8월)

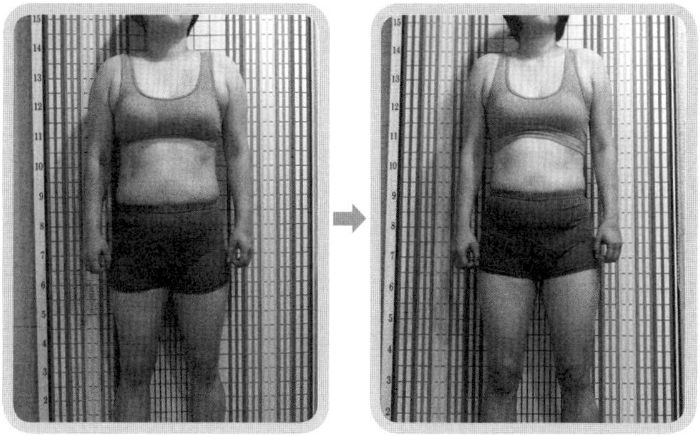

6 먹을수록 살이 빠지는 음식들

살을 빼려고 마음을 먹는 순간 대부분의 사람은 운동해야겠다는 결심을 하지만 결국은 하지 못하고 바쁘다는 핑계를 대며 운동과 멀어져 죄책감과 부담을 안고 있다. 하지만 운동보다 음식의 비중이 훨씬 커서 다이어트에 식사가 끼치는 영향은 거의 80~90%에 달한다.

인간에게 필요한 영양소는 하루 필요량이 100g 이상인 탄수화물, 단백질, 지방, 물 등의 대량 영양소Macronutrient와 하루 필요량이 mg 또는 μg 단위인 미량 영양소Micronutrient로 나눌 수 있다. 미량 영양소란 비타민과 미네랄을 말한다. 에너지를 만들어내고 신체를 구성하며 체내 수분을 유지하는

데 대량 영양소가 사용되고 미량 영양소는 이 과정들이 잘 이루어지도록 돕는다.

먹거리가 항상 부족했던 시기를 지나 우리는 영양 과잉의 시대를 살고 있다. '먹는 방송'이 유행하고 단맛과 짠맛의 합성어인 '단짠'이 유행하는 지금, 탄수화물, 지방, 단백질같이 열량을 내는 원료를 사용해서 에너지를 만들 때 필요한 미량 영양소의 섭취는 턱없이 부족하다.

비타민과 미네랄이 부족하거나 비율의 불균형 상태가 되면 에너지를 사용하거나 축적하는 대사에 이상을 일으켜 체지방 과잉이 될 수 있다.

몸속 지방이야말로 중금속과 독소들이 농축되어 있는 곳이다. 다이어트를 하려고 식사량을 줄이고 운동을 하게 되면 지방 세포만 줄어드는 것이 아니라 지방에 녹아 있던 유해 화학 물질들이 같이 혈액 속으로 빠져나온다.

다이어트 과정에서 분해된 지방 속의 독소는 간에서 해독 과정을 거쳐 대변과 소변으로 배설되어야 한다. 그러나 이때 미량 영양소가 부족하다면 해독 과정이 원활히 일어나지 않아 알레르기 반응이 일어난다든지 피로감을 심하게 느끼게 된다.

몸이 바쁘게 해독해야 하는데 식사량도 줄여놓았으니 해

독에 필요한 비타민, 미네랄, 필수 아미노산도 부족해져 잘못 하다간 다이어트로 몸을 망가뜨릴 수도 있다. 그래서 다이어트를 시작할 때는 해독에 필요한 영양제를 같이 복용하는 것이 좋다. 다이어트에 도움을 주는 대표 영양 성분들을 알아보자.

(1) 비타민B

다이어트를 할 때 비타민B군이 부족하면 신경과민, 무기력증, 집중력 저하, 피로감 등이 나타난다. 비타민B군의 결핍으로 에너지 대사에 문제가 생겨 체중 감량도 더뎌진다. 비타민B는 탄수화물, 지방, 단백질의 3대 영양소가 에너지로 전환되는 연소 과정에서 꼭 필요한 보조 효소이고 간에서의 해독 과정에도 관여한다.

살코기, 생선, 버섯, 콩류, 현미 등은 비타민B가 풍부한 음식들이다. 견과류, 아보카도에도 많이 함유되어 있다.

(2) 비타민C

해독 과정에 필요하고 변비를 완화시키는 기능도 있으므로 일일 1g 이상 최대 3g까지 섭취를 권장한다.

(3) 비타민D

우리나라 성인들 대부분이 비타민D 부족이다. 당뇨병에 걸려 있거나 당뇨병에 걸릴 위험성이 높고 비만한 사람들은 정상 체중의 사람들에 비해 비타민D 결핍이 더 많다.

이는 지방 세포가 지용성인 비타민D를 흡수하기 때문이다. 미국 제3차 건강 보고서에서도 비타민D의 농도가 짙을수록 대사 증후군의 빈도가 감소했다고 밝히고 있다. 표고버섯, 생선(참치, 연어), 달걀 등에 많이 들어 있고 햇볕을 쬐고 피부에서 합성을 늘리는 것이 바람직하다.

(4) 코큐텐

비타민C와 함께 대표적인 항산화 영양소다. 몸의 유해한 화학 물질을 내보내는 데 도움이 된다.

(5) 칼슘

칼슘은 골격의 유지뿐 아니라 심장과 혈관의 수축에도 관여하므로 순환계 질환과 대장 질환 등 각종 만성 질환과 관련이 있다. 다이어트 과정에서 필요한 양의 칼슘이 공급되지 않으면 우리 몸은 뼈에 들어 있던 칼슘을 꺼내 혈액의 칼슘 수준이 떨어지지 않도록 조절하므로 반복된 다이어트를 하면 골 밀도가 떨어지기 쉽다.

진정 효과가 있어서 저녁에 보충제 형태로 먹으면 숙면에도 도움이 된다. 유제품과 연어, 녹색 채소(브로콜리, 양배추, 케일, 시금치 등), 아몬드, 치즈, 참깨, 자두, 두부, 아몬드, 코코아 등에 함유되어 있다.

(6) 마그네슘

마그네슘은 몸속에서 일어나는 효소 반응을 촉매하고 신경 자극 전달 작용을 하며 근육 이완의 작용에 영향을 끼친다. 또 세포로 칼슘이 들어가는 것을 조절하여 혈관이 수축되는 것을 방지하고 심장 근육이 강하게 수축하는 것을 약화시켜 혈압을 낮춘다.

변을 부드럽게 만들어 다이어트할 때 변비 완화에 도움이 된다. 특히 정신적인 노동을 할 때 마그네슘이 많이 소모되므로 스트레스에 시달리는 현대인들은 대부분 마그네슘이 부족하다고 해도 과언이 아니다. 마그네슘 부족은 인슐린 저항성을 유발하여 고혈압과 당뇨병의 중요한 원인으로 작용한다고 밝혀져 있다.

마그네슘은 유제품과 생선, 육류, 바나나, 맥주 효모, 정제하지 않은 곡류, 무화과, 마늘, 해조류, 참깨, 두부, 녹황색 채소 등에 많이 들어 있다.

(7) 크롬

크롬은 포도당의 정상치 유지를 하는 데 필수 물질인 인슐린의 기능을 세포에서 조절하는 물질이다. 또한 크롬은 콜레스테롤의 정상치 유지와 지방산 대사 작용, 탄수화물 대사 작용에 절대적으로 필요한 주요 미네랄이다. 특히 중년 이후의 당 대사 이상은 크롬만 투여해도 치료가 잘되므로 주로 당뇨 환자들에게 잘 쓰인다.

크롬이 부족하면 당뇨병과 저혈당증, 동맥경화증, LDL 콜레스테롤의 상승 등이 발병한다. 크롬은 맥주 효모와 현미, 육류, 치즈 등에 다량 함유되어 있다.

(8) 아연

아연은 여러 호르몬의 활동에 필요하다. 세포 분열에 중요한 역할을 해서 상처 회복이나 성장, 발육하는 데 필수 성분이다. 또한 인슐린의 구성 성분이므로 당뇨병 환자도 아연의 섭취량을 늘려야 한다.

아연이 부족하면 성 기능 장애가 오기 때문에 아연을 '섹스 미네랄'이라고 부르기도 한다. 굴, 생선과 육류, 도정하지 않은 곡물, 달걀노른자, 간, 버섯, 호박씨, 아몬드, 해바라기씨 등에 많이 함유되어 있다.

다이어트에 도움을 주는 식단은 신선하고 건강한 재료들로 이루어진 균형 잡힌 식단이다.

다이어트를 위해 한 가지 음식만 먹거나 불규칙한 식사를 하는 것은 우리 몸의 호르몬과 영양의 균형을 깨트려 살이 찌는 체질로 만들어버린다.

질 좋은 지방과 단백질, 신선한 채소를 충분히 섭취하고 정제된 밀가루나 설탕이 든 음식은 피하며 먹는 것에 스트레스를 받지 말아야 한다. 즐거운 마음으로 식사를 준비하고 감사하며 먹는 것이 살이 빠지는 몸을 만드는 비법이다.

5장

다이어트를 유지하기 위한 생활 습관

1 평생 다이어트를 해야 하는 시대

"평생 다이어트를 해야죠."

우리가 흔히 듣고, 하는 말이다. 이 말에 의문을 품어본 적이 있는가? 다이어트가 얼마나 어려운 것이기에 1~2년도 아니고 평생에 걸쳐 해야 하는 것일까?

서울시 도시연구원의 발표(2017년)에 의하면 서울시의 비만율은 20.7%(2008년)에서 23.6%(2014년)로 증가하는 추세다. 이는 아시아에서 가장 높은 수치라고 한다.

교육부 자료(2017년)를 보면 우리나라 초등, 중등, 고등학생의 16.5%가 비만인 것으로 나타났다. 2007년 11.6%이던 비만 비율이 10년 만에 16.5%까지 올라간 것이다.

비만한 아동의 80%는 성인 비만으로 이어져 다양한 만성 질환에 시달릴 위험에 처하기 때문에 더욱더 관심을 두고 관리할 필요가 있다.

정부에서 비만율에 관한 관심이 높은 이유는 비만이 당뇨, 고혈압, 심혈관계, 근골격계 질환 등의 유병률 및 사망 위험을 높일 뿐 아니라 우울감 같은 심리적 문제들이 또 다른 사회적 문제를 일으킬 수 있기 때문이다.

우리나라에서 지불된 비만으로 말미암은 사회경제적 비용은 6조 7,695억 원(2013년)으로 2005년에 비해 2.2배나 증가했다. 통계를 보더라도 우스갯소리처럼 평생 다이어트라는 말이 빈말이 아님을 알 수 있다. 비만 환자가 왜 이렇게 많이 늘어났을까?

모든 질병은 원인부터 알고 치료와 동시에 원인을 제거해야 재발을 방지할 수 있다. 흔히 생각하듯 과잉 섭취나 운동 부족만이 원인이라면 유아 건강 검진을 받은 0~6세 영유아의 비만율(2015년)이 고소득층으로 갈수록 상대적으로 낮아지는 경향을 보였다는 것은 어떻게 설명할 수 있을까?

최근 호주의 퀸즈랜드 의학연구소는 한부모 가정의 10대 소녀가 두 부모 가정의 또래보다 비만 비율이 2배나 더 높다는 연구 결과를 발표했다. 이 자료를 통해 비만의 원인에는 다양한 사회역학적인 요인과 개인적인 요인이 합쳐져 있음을 알 수 있다.

자, 그렇다면 태어나서 성장하는 동안 비만에 영향을 끼칠 수 있는 요인들을 한번 살펴보자.

최근 건강보험공단의 보도 자료에 의하면 임신 중에 '임신성 당뇨'를 진단받은 여성이 4.8%(2003년)에서 25.4%(2012년)로 약 5.8배 늘었다고 한다.

임부가 임신성 당뇨병이 있는 경우 4kg 이상의 거대아 분만의 가능성이 높아진다. 또한 태어난 아이도 정상 산모에서 태어난 자녀에 비해 비만이나 당뇨 같은 질병이 발생할 확률이 높은 것으로 밝혀졌다. 이미 비만이나 당뇨를 앓는 성인으로 자랄 확률이 높은 아이들이 10년 만에 5.8배 더 많이 태어나고 있는 것이다.

이 아이들은 자라서 치열한 입시 경쟁을 치르느라 이미 10대 때부터 부신 기능이 망가지기 시작할 것이다. 대학생이 되면 상황이 나아지겠는가? 대학생들은 집 밖에서 식사를 주로 하게 된다. 영양가 있는 음식을 골고루 먹는 것은 고사하고 삼시 세끼 제대로 먹는 것도 쉽지 않다.

최근 10여 년 사이에 10대, 20대들을 겨냥한 패스트푸드가 다양하게 출시되어 이들의 건강은 더욱더 위협받고 있다.

이런 상태로 40대가 되면 내장 비만형의 복부 비만이 오거나 부신 기능의 저하로 다리는 가늘고 거북목을 가진 복부 비만의 체형을 가지게 될 것이다.

50대 여성은 전체 인구 집단 중 스트레스가 가장 많은 집단이다. 이 시기의 여성들은 자신의 갱년기 전후 호르몬의 변화를 견뎌내야 할 뿐만 아니라 입사, 퇴직, 사망 같은 가족 구성원들의 변화를 동시에 겪느라 피로가 쌓인다. 그래서 50대 이후 여성 비만율이 점차 증가하는 것이다.

비만 환자가 늘어난 것은 풍요로운 먹거리와 운동 부족만이 원인이 아니라 우리들의 변화된 삶에 더 큰 원인이 있다. 아무 생각 없이 선택한 삶의 습관들이 어느덧 나의 몸무게와 체형을 결정하고 있는 것이다.

내 몸에 들어온 에너지와 소모되는 에너지가 서로 같거나 소모되는 에너지의 양이 많아야 살이 찌지 않을 것이다.

늘 피곤하거나 단것에 자주 손이 가는 자신의 상태를 바꾸지 않는 한 당신은 끊임없이 다이어트를 반복해야 할 것이다. 다시 한번 강조하지만 다이어트는 평생 하면 안 된다. 내 몸의 대사가 원활해서 다이어트가 필요 없게 해야 한다.

한국인의 연령별 비만율

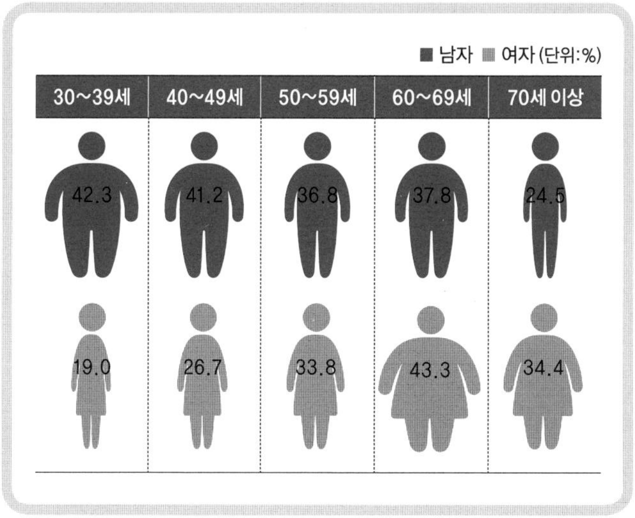

출처: 질병관리본부(2010)

2 건강 검진 수치 제대로 읽는 법

'요즘 따라 머리가 맑지 않고 머릿속에서 단어만 맴돌 뿐 정확히 떠오르지 않고 두통이 자주 생긴다', '잠에 쉽게 들지 못할 뿐 아니라 새벽에 일어나는 일도 흔히 있다', '어깨나 뒷목의 통증 때문에 마사지도 받아보지만 그때뿐이다', '눈이 빽빽해서 안과에 가면 안구 건조증이라고 인공 눈물만 처방해준다', '올봄부터 알레르기 증상을 보이고 감기에 잘 걸린다', '물만 먹어도 붓고 멍도 자주 든다', '배는 항상 더부룩하고 몸이 천근만근으로 무거운데 기분까지 자꾸 우울해진다'. 환자들이 토로하는 문제들이다. 이들은 도대체 어디에 이상이 있는 것일까?

내가 느끼는 증상과 건강 검진 결과 사이에 차이가 있다면 내 몸의 소리에 좀 더 귀를 기울여야 한다. 건강 검진을 받으면 대부분이 '정상' 판정을 받는다. 정상이라는 말은 곧 확률이다. 의학적으로 건강한 사람의 측정치로부터 가장 높은 쪽과 가장 낮은 쪽의 2.5%를 제외한 95% 구간에 속한다는 것을 뜻한다. 상대적인 확률이므로 절대적이지 않다.

수많은 혈액 검사 항목 중 모든 항목이 정상 범위 구간 중 가장 높은 수치를 기록하거나 가장 낮은 수치를 보이는 사람이 있다면 검사 결과가 '정상'이라고 할 수 있을까?

우리 몸은 어제까지는 정상이었다가 오늘부터 비정상이 되지는 않는다. 몸의 수많은 세포와 호르몬, 신경들의 상호 작용으로 어떤 방향성을 가지고 천천히 변한다. 1번의 건강 검진 결과만 믿을 것이 아니라 이전에 했던 몇 차례의 결과들을 함께 살펴봐야 한다.

검진 검사 항목들을 한번 살펴보자. 검진 항목은 크게 계측 검사(혈압 및 비만 등), 혈액 검사, 소변 검사 등으로 나눈다.

혈액 화학 검사의 결과를 나타낼 때 2가지의 범위를 사용한다. 병리학적 참고 범위Pathologic Reference Range, PRR와 기능적 참고 범위Functional Reference Range, FRR이다.

PRR은 결과치가 그 범위에 들어 있지 않을 때 질병이 있는 것을 의미하고 FRR은 결과치가 그 범위에 있지 않을 때 기능적으로 문제가 생겨 발병의 위험이 커진 상태를 뜻한다. 그러므로 검진상 혈액 검사가 정상이라고 하더라도 PRR에 의한 평가이기 때문에 엄밀하게 따지면 정상은 아니다. 따라서 기능적 불균형이 발견되면 생활 습관, 식이, 영양 상태를 교정해야 한다.

예를 들어 공복 혈당이 105mg/dl인 환자는 정상이고 당뇨도 아니다. 그러나 기능 의학 전문가들은 이 시점에서 당뇨병을 예방하는 조처를 내린다. 가족력, 병력, 식사 습관, 스트레스 반응 분석, 이학적 소견, 혈액 검사치 등을 참고해서 혈당 조절 능력의 장애 여부를 점검한다.

당뇨병이 나타나기 전부터 혈당 조절 기능 장애를 제거하고 식사 습관이나 생활 습관을 교정해서 당뇨병의 발생을 미연에 방지하는 것이다.

다음은 검진 항목별로 살펴봐야 할 수치다.

(1) 혈압

이완기(최저) 혈압이 90㎜Hg 이상, 수축기(최고) 혈압이 140㎜Hg 이상일 경우 2차 진단이 필요하다.

(2) 혈색소

혈액의 산소 결합 능력을 의미한다. 혈색소가 낮다면 빈혈로 판정되지만, 높다면 염증이나 산화 스트레스로 작용할 수 있으므로 교정하는 것이 좋다.

• PRRPathologic Reference Range: 남성 12.5~17.0g/dl, 여성 11.5~15.0g/dl

• FRRFunctional Reference Range: 남성 14.0~15.0g/dl, 여성 13.5~14.5g/dl

(3) 평균 적혈구 용적Mean Corpuscular Volume, MCV

적혈구 1개의 평균 용적을 의미한다. MCV가 증가하는 경우는 비타민B12 결핍성 빈혈 또는 엽산 결핍성 빈혈, 저위산증일 때다. 내부 출혈이 있거나 철 결핍성 빈혈, 비타민B6 결핍성 빈혈이 있는 경우에 감소한다.

• PRRPathologic Reference Range: 80~98

• FRRFunctional Reference Range: 82~90

(4) 혈당

혈당은 여러 호르몬의 상호 작용으로 조절된다. 췌장, 간과 부신, 갑상선, 장의 기능, 근육량에 의해 영향을 받는다.

• PRR Pathologic Reference Range: 65~115mg/dl

• FRR Functional Reference Range: 80~100mg/dl

(5) 콜레스테롤

콜레스테롤은 세포막의 필수 성분일 뿐 아니라 부신 호르몬, 성호르몬, 비타민D 등의 중요한 성분이고 담즙염의 성분이다.

콜레스테롤 수준은 몸의 대사율에 영향을 받고 콜레스테롤이 증가하면 갑상선 기능이나 부신 기능의 감소가 동반되므로 주의 깊게 관찰해야 한다.

• PRR Pathologic Reference Range: 130~200mg/dl

• FRR Functional Reference Range: 150~220mg/dl

(6) 중성 지방 Triglyceride, TG

식후 2시간부터 혈중 TG가 올라가기 시작한다. 정상적인 대사를 하는 사람은 흔히 콜레스테롤의 ½에 해당하는 TG를 가진다.

• PRR Pathologic Reference Range: 30~150mg/dl

• FRR Functional Reference Range: 70~110mg/dl

(7) 총단백질

혈중 단백질 농도로 영양 결핍 및 소화 기능의 문제를 알아낼 수 있다. 총단백질 감소는 영양 불량, 위산 감소, 간 기능 장애에 의한 것일 수 있다.

- PRRPathologic Reference Range: 6.5~8.5g/dl
- FRRFunctional Reference Range: 6.9~7.4g/dl

(8) 아스파테이트 아미노 전이 효소Aspartate Aminotransferase, AST

간 세포, 심근 세포, 골격근 세포 손상 때 증가한다. 세포 손상 후 12시간이 경과하면 AST가 증가하기 시작해서 약 5일간 높은 농도를 유지한다.

- PRRPathologic Reference Range: 0~40unit/Ll
- FRRFunctional Reference Range: 10~30unit/Ll

(9) 알라닌 아미노 전이 요소Alanine Aminotransferase, ALT

일반적으로 간 기능 수치라고 한다. 간에 고농도로 농축되어 있으며 적은 양으로 골격근, 심장, 신장에 존재한다. 간 질환 시 ALT가 AST보다 더 많이 증가한다. 심혈관 질환보다 간 및 담관 질환에 더 특이한 반응을 보인다.

• PRR Pathologic Reference Range: 0~45unit/Ll

• FRR Functional Reference Range: 10~30unit/Ll

(10) 감마지피티 Gamma Glutamyl Transpeptidase, γ-GTP

담낭이나 담관, 췌장 등이 막혔을 때, 알코올에 의해 다른 간 효소보다 더 높은 수치로 증가한다. 남자는 전립선 때문에 γ-GTP가 High normal을 보일 때가 잦다.

• PRR Pathologic Reference Range: 1~70unit/Ll

• FRR Functional Reference Range: 10~30unit/Ll

(11) 혈액요소질소 Blood Urea Nitrogen, BUN

단백질 분해의 최종 대사 산물이며 간에서 생성된다. 신장에서 대부분 배설되고 일부분은 간에서 대장으로 이동한다. 신장 기능이 떨어지거나 대장에 장 내 불균형 Dysbiosis 이 있을 경우 유해 세균이 질소 화합물을 부패시켜 BUN이 증가한다.

• PRR Pathologic Reference Range: 5~25mg/dl

• FRR Functional Reference Range: 10~16mg/dl

(12) 크레아티닌 Creatinine, Cr

근육이 분해될 때 생기는 노폐물로 신장이나 요로 장애가 있으면 혈중 크레아티닌 양이 증가한다. 크레아티닌은 BUN과는 달리 성별, 단백질 섭취량의 영향을 받지 않는다. 그래서 조직 손상, 염증, 암 등 단백질 분해가 과해지는 상태에서도 크레아티닌의 농도는 영향을 받지 않는다. 크레아티닌은 BUN보다 더 상세하고 민감한 신장 질환의 지표다.

- PRR Pathologic Reference Range: 0.6~1.5mg/dl
- FRR Functional Reference Range: 0.8~1.1mg/dl

(13) 갑상선 자극 호르몬 Thyroid Stimulating Hormone, TSH

갑상선 기능 저하증이나 항진증 때 가장 민감한 검사다. 그러나 갑상선 기능 저하증의 증상이 있는데도 혈청 갑상선 검사가 정상일 때도 잦다. 이때는 갑상선 자체의 질환에 의한 갑상선 기능 저하증 이외의 다른 원인 가능성을 고려해야 한다.

- PRR Pathologic Reference Range: 0.35~5.50uIU/ml
- FRR Functional Reference Range: 1.3~2.0uIU/ml

3 잘 자는 것이 다이어트의 기본

환자와 체중 감소를 목적으로 상담할 때 가장 먼저 점검하는 것은 수면 습관이다. 수면 습관이 나쁘면 감량에 실패하거나 감량 후 요요가 쉽게 오기 때문이다. 무호흡이나 불면증 같은 수면 문제를 가지고 있거나 부족한 수면으로 피로감을 느끼는 사람들은 에너지가 부족해서 꼭 해야 할 일들을 제때에 하지 못한다. 따라서 많은 열량을 소비할 수가 없는 몸은 열량을 지방으로 저장한다.

특히 무호흡이 있는 사람들은 피곤과 졸림으로 더욱 끔찍한 수렁에 빠지게 된다. 체중 증가는 밤에 무호흡을 더 악화시키고 이는 주간에 졸음을 유발해 체중이 더욱 증가하는 악순환을 불러온다.

미국 컬럼비아대학 연구팀이 미국 성인 남녀 9,500명을 대상으로 수면 시간과 체질량 지수를 조사한 결과, 하루 5시간밖에 자지 않는 사람들은 7시간 이상 자는 사람들에 비해 비만이 될 확률이 무려 60% 이상 높다고 발표했다. 미국 질병통제예방센터Centers for Disease Control and Prevention, CDC가 성인 8만 7,000명을 대상으로 한 연구에서도 하루 수면 시간이 6시간 미만인 사람 중 33%가 비만으로 나타났다.

우리 몸은 낮에는 에너지 대사율을 높이고 수면 중에는 체온과 대사를 떨어트려 에너지를 보존한다. 하지만 졸음이 쏟아질 때 주간의 에너지 소비는 억제되어 수면 중의 에너지 보존 쪽으로 대사 작용이 기운다. 지방이 축적되기 쉬운 상태가 되어 살이 찌는 것이다.

그 외로 수면 부족으로 호르몬 기능에 문제가 생긴 탓도 있다. 수면 부족에 따른 호르몬의 변화는 다음과 같다.

(1) 인슐린 저항성이 높아진다

수면 부족인 사람은 탄수화물이나 당분을 필요 이상으로 섭취한다. 잠이 부족하면 인슐린에 대한 세포의 민감성이 40% 정도 떨어지기 때문이다. 민감성이 떨어지면 세포가 인슐린을 잘 못 알아본다는 말이다. 인슐린을 못 알아보므로 혈액 중의 포도당을 세포 내로 받아들이지 못하게 된다. 하지만 혈당을 낮추기 위해 높아진 인슐린은 몸에 지방을 축적하게 된다.

(2) 코르티솔 분비가 오후와 저녁때 늘어난다

코르티솔은 오전 일찍 분비되는 것이 정상인데 충분히 수면하지 못하면 오후와 저녁때 높아진다. 그러면 혈당은 에너지원으로 쓰이는 대신 체지방으로 축적되는 몸으로 바뀐다.

(3) 렙틴 분비가 줄어든다

렙틴은 포만감을 뇌에 전달하는 물질이므로 부족해지면 음식을 계속 먹게 되어 살이 찌게 된다. 하루 4시간씩 2일간 잠을 자면 렙틴 수치가 18% 낮아졌다는 연구 결과가 있다.

(4) 그렐린 분비가 늘어난다

그렐린은 배가 고플 때 분비된다. 과다 분비되면 필요 이상으로 음식을 먹어 살이 찌게 된다.

(5) 성장호르몬 분비가 줄어든다

성장호르몬은 성장기에 최대로 분비되었다가 이후에도 계속 일정량이 분비된다. 성장호르몬은 체지방을 감소시키고 근육을 증가시키는 작용이 있다.

성장호르몬은 잠든 후 약 2시간 뒤에 가장 많이 분비되는데 이때가 보통 밤 10시에서 새벽 2시 사이이다. 그런데 이 시간에 깨어 있으면 성장호르몬이 제대로 분비되지 않아 몸은 지방을 연소하는 때를 놓치고 만다.

그렇다면 건강한 수면이란 무엇일까? 다음은 건강한 수면을 나타내는 지표들이다.

- 성인은 하루 8~10시간, 성장기 아이들은 10~12시간 정도 자는 것이 적당하다.
- 잠자리에 누우면 15분 안에 잠이 들어야 한다.
- 소변을 보려거나 허기를 느껴 잠에서 깨지 말아야 한다.

F씨는 남편의 음식점 일을 도와주고 집으로 돌아오면 늘 새벽 2시가 넘었다. 매일 아침 6시에 일어나 출근하는 그녀는 직장에서의 업무도 완벽하게 처리하려고 점심 시간에도 쉬지 않았다. 하루 4시간밖에 못 자느라 쌓인 피로는 주말에 늦잠

으로 보충한다고 생각하지만 월요일 아침이 되면 더욱더 피곤했다. 이렇게 몇 년을 살다 보니 몸이 점점 무거워졌다.

상담 결과 F씨는 하루에 커피를 5~6잔씩 마시고 있었고 식사 구성은 매번 맵거나 짜고 단 음식이 대부분이었다. 무엇보다 부족한 수면 시간을 보충하고 불규칙한 수면 습관부터 교정하기로 했다.

F씨는 자정에 잠드는 습관을 들이고 수면 시간이 6시간으로 늘어나면서부터 마시던 커피의 양도 줄었다. 국이나 김치, 젓갈류의 섭취를 줄여 나트륨을 줄이고 탄수화물 섭취를 55% 이하로 줄이자 내원 2주 만에 굶거나 혹독한 운동 없이 7kg 정도 감량되었다.

건강한 수면을 위한 키포인트

① 매일 아침 거의 같은 시간에 일어난다

② 아침에 일어나면 햇볕을 충분히 쬔다

③ 아침 식사를 규칙적으로 매일 한다

④ 낮에 사람들을 만나며 활동적으로 지낸다

⑤ 낮에 피곤하면 15~20분 쪽잠을 잔다

⑥ 귀가 후에 졸지 않는다

⑦ 저녁에 30분 정도 운동을 한다

⑧ 저녁 식사 후에 녹차나 커피 등 카페인 섭취를 피한다

⑨ 최대 취침 2시간 전까지 식사를 끝낸다

⑩ 최대 취침 2시간 전 이후에 편의점이나 노래방 등 밝은 곳으로 외출하지 않는다

⑪ 미지근한 탕에 몸을 푹 담근다

⑫ 장시간 TV 시청이나 컴퓨터 사용은 피한다

⑬ 잘 때 휴대 전화를 머리맡에 두지 않는다

⑭ 잠자리에 들기 1시간 전부터 담배를 피우지 않는다

⑮ 잠자리에 들기 1시간 전에 방의 조명을 약간 어둡게 한다

⑯ 잠들기 위한 목적의 음주는 피한다

⑰ 침상에서 TV를 보거나 업무 또는 책을 보지 않는다

⑱ 침실은 쾌적하게 꾸민다

⑲ 취침 시간이 불규칙하지 않도록 노력한다

⑳ 오후 11시까지는 취침하려고 노력한다

㉑ 침상에서 잡다한 생각은 하지 않는다

㉒ 졸리기 시작했을 때 잠자리에 곧장 든다

㉓ 휴일에도 기상 시간이 평일과 2시간 이상 차이나지 않도록 한다

㉔ '무슨 일이든 완벽하게 해야 한다'는 생각은 버리고 '80% 정도면 충분하다'고 만족한다

거미형 체형 탈출하기

몸은 그동안 그 사람이 어떻게 살아왔는지를 보여준다.

40대에 들어서면 '거미형 인간'들이 늘어난다. 거미형 인간은 거미처럼 볼록한 배와 가느다란 팔다리를 가진 사람을 말한다. 거미형 몸매를 가진 사람은 팔다리가 말라 체중 자체가 많이 나가지 않으므로 스스로 심각성을 느끼지 못한다. 하지만 살이 골고루 붙어 있는 체형보다 위험하다.

가냘픈 다리로 무거운 배를 지탱해야 하니 관절에 무리가 오고 운동량은 더 줄어드는 악순환에 빠진다. 그래서 당뇨병과 심혈관 질환의 발생 위험이 급격하게 올라간다.

중년에 들어서면 체형을 잘 관리해서 거미형 체형으로 변하지 않도록 하는 것이 몹시 중요하다. 거미형 체형의 특징을 살펴보자.

⑴ 복부 지방이 늘어나 있다

거미형 인간은 서양인보다 동양인들에게 더 많다. 서양인이 더 뚱뚱해 보이지만 배는 동양인이 더 많이 나왔다. 동양인은 서양인보다 지방을 바로 사용하는 대신 축적하고 한 번 축적한 지방은 잘 사용하지 않으려는 유전자를 가지고 있다. 동양인이 탄수화물을 많이 섭취하는 것도 또 다른 이유이다.

지방이 우리 몸에서 에너지 보관 창고의 역할을 한다면 탄수화물은 그날그날 소모되는 에너지로 사용해야 하는 영양소다. 그런데 탄수화물을 많이 섭취하면 사용되고 남은 포도당이 지방의 형태로 내장 사이에 저장된다.

내장 지방이 과다해지면 지방은 염증을 일으키는 물질을 분비한다. 염증성 물질이 혈관을 타고 온몸에 번져 콜레스테롤이 쌓인 혈관에 동맥경화와 관절염을 유발한다. 그뿐 아니라 복부 비만은 인슐린 저항성을 유발한다.

⑵ 등, 허벅지, 배의 근육이 줄어든다

최근 의학계에서도 근육의 감소를 노화에 따른 자연스러

운 현상이 아니라 하나의 질환으로 보고 '근 감소증'에 관심을 두기 시작했다. 근 감소증은 나이가 들면서 근육량이 감소하는 증상이다. 근육량이 줄면 미토콘드리아의 수와 기능이 줄어든다. 미토콘드리아는 우리 몸의 화력 발전소 같은 곳으로 영양분을 분해해 에너지를 만든다.

미토콘드리아의 수와 기능이 줄면 영양분으로 에너지를 만들지 못해 지방의 숫자가 늘고 만성 염증 수치가 높아진다.

1세기, 아라테우스Arátus는 당뇨병 환자들이 소변을 자주 보고 체중이 줄어드는 것을 보고 '팔다리와 근육이 소변으로 녹아나가는 병'이라고 기술했다. 당뇨병의 정확한 원인이나 증상은 몰랐지만 근육과 밀접한 관계가 있음을 알았던 것이다.

남성은 20~30대에 정점을 이루던 근육이 40~50대가 되면 감소 속도가 빨라져 매년 1%씩 줄어든다. 80대가 되면 40% 이상의 골격근을 잃는다. 여성은 폐경 이후 여성호르몬 분비가 감소하면서 근육량이 급격히 줄고 그 자리에 지방이 쌓인다. 남자는 근육이 체중의 30%, 여자는 25% 이하이면 근 감소증으로 본다.

근 감소증이 그대로 지속되면 60세 이상에서는 약 30%, 80세 이상에서는 약 50%의 근육이 소실된다. 근육이 줄어드는 속도는 규칙적인 운동으로 늦출 수 있지만 노년기에 하는 운동은 젊은 시기에 하는 것보다 효과가 떨어진다. 노년기에는 이미 근육이 약해져 할 수 있는 운동 종류나 운동량에 제한이 생기기 때문이다. 그러므로 상대적으로 근육량이 많은 중장년 시기에 미리 근육을 길러야 한다.

지방 세포와 반대로 근육에서는 좋은 물질이 분비된다. 근력 운동을 하면 근육에서는 마이오카인Myokine이 분비되어 혈액을 타고 온몸을 돌며 염증 물질을 없앤다.

췌장에서는 인슐린 분비를 촉진하고 간의 포도당 합성을 돕는다. 또한 지방 분해를 돕기도 한다. 근육을 튼튼하게 해 놓으면 다량의 항노화 물질이 분비되어 고혈압, 비만, 당뇨, 암 등을 예방할 수 있다.

거미형 인간에서 탈출하려면 식사 요법과 운동 요법을 병행해야 한다. 다이어트를 할 때 체중의 감량뿐 아니라 근육이 감소하지 않도록 신경 써야 한다.

⑶ 거미형 체형을 탈출하기 위한 식사 요법

당 지수GI를 이용해 당 지수가 낮은 음식을 평소 양의 ⅔ 정도만 먹는다. 자신의 몸무게를 기준으로 매일 1kg당 1.0~1.2g 정도의 단백질을 먹는 것이 적절하다. 근육량을 늘리는 단백질은 달걀, 소고기, 우유, 콩 등에 풍부하다.

비타민D, 오메가-3, 셀레늄 등이 근 감소증을 예방한다. 비타민B6, 비타민B12, 엽산 같은 비타민B군과 비타민C, 칼슘은 근육 단백질 합성 기능을 높이므로 함께 섭취하자.

(4) 거미형 체형을 탈출하기 위한 운동 요법

지방을 태우는 유산소 운동과 더불어 기초 대사량을 늘리는 근력 운동을 병행해야 한다. 지방을 빼려면 공복 상태의 운동을 추천하고 혈당이나 콜레스테롤을 낮추려면 식후 운동을 추천한다.

운동의 목적이 체중 감소뿐이라면 유산소 운동이 답이다. 하지만 유산소 운동만을 했을 때의 단점은 '요요'가 오기 쉽다는 것이다. 요요를 막기 위해서는 근육이 있어야 한다.

100m 단거리 육상 선수의 몸과 마라톤 선수의 몸을 한번 떠올려보자. 10㎞를 천천히 달리는 반복 훈련을 하면 필요치 않은 지방과 더불어 근육까지 빠지게 되고 100m를 강하게 10번 달리는 인터벌 트레이닝을 하면 단거리 선수와 같은 몸을 가질 수 있다.

러닝 머신에서 달리기 운동만을 반복하는 것과 공원을 천천히 걷는 운동을 1시간씩 한다면 운동의 강도에 큰 차이가 난다. 그래서 일상생활에서 짧은 시간을 들이고도 지방을 분해하는 유산소 운동과 근육을 기르는 무산소 운동을 접목하여 인터벌 트레이닝을 반복하는 운동법을 권장한다.

인터벌 트레이닝이란 강도 높은 운동을 한 뒤 완전히 휴식하지 않고 이어서 다시 운동하는 것을 반복하는 것이다. 즉 '고강도 트레이닝 + 불완전한 휴식 + 고강도 트레이닝 + 불완전한 휴식'을 반복한다. 불완전한 휴식이란 휴식을 취하되 완전히 쉬는 것이 아니라 저강도로 계속 움직이는 것이다. 이 방법은 여러 운동에 적용할 수 있고 유산소 운동과 무산소 운동을 섞어서 할 수도 있다.

인터벌 트레이닝의 또 다른 매력은 운동 후에도 길게는 15시간 이상 동안 체지방의 분해가 이뤄지고 근육이 형성된다는 것이다.

① 유산소 운동

유산소성 인터벌 트레이닝에서 운동과 휴식의 비율은 보통 1:1 또는 2:1이다. 그리고 매 인터벌 운동 시간은 3~5분, 3~7회 반복하는 것이 원칙이다. 운동하는 거리와 시간, 휴식 시간, 운동의 반복 횟수 등을 조절해서 하면 근지구력, 심폐지구력 등을 기를 수 있다.

예를 들면 100m 달리기를 전속력으로 하고 그다음 100m

를 빠른 걸음으로 걸을 수 있다. 헬스장의 사이클을 이용한다면 20초간 전력 질주 후 10초 휴식, 다시 20초 전력 질주 후 10초 휴식하는 것을 8회, 즉 4분간 반복한다.

헬스장에서 할 수 있는 다른 운동법은 준비 운동을 4~6km/h로 3~5분간 실시하고 2분마다 2km/h씩 증가시켜 숨이 찰 때까지 달린다. 1세트가 끝나면 휴식 시 심박 수가 120회 이하로 내려갈 때까지 천천히 걷는다. 2세트도 같은 방법으로 2분마다 2km/h로 속도를 높여 숨이 차는 수준까지 하고 다시 천천히 걷기로 심박 수를 낮춘다.

이때 1세트에서 3분 쉬었다면, 2세트 휴식 시간을 2분 30초, 2분 정도로 줄여나가면 똑같이 운동을 수행하더라도 운동 강도는 훨씬 높아진다.

출퇴근 시간에 10분 동안 걸을 수 있는 시간과 거리를 확보해서 1분은 걷고 6분은 빨리 걷다가 3분은 달리는 운동을 3번 반복하면 된다. 3번을 꼭 연달아 할 필요는 없고 출근할 때 10분, 퇴근할 때 10분, 취침 전 10분으로 나눠서 하면 된다.

② 무산소 운동

허벅지는 제2의 심장이며, 우리 몸의 움직이는 엔진이다. 단순히 걷고 뛰고 지탱하는 역할을 넘어 근육 중에서 가장

스쿼트 자세

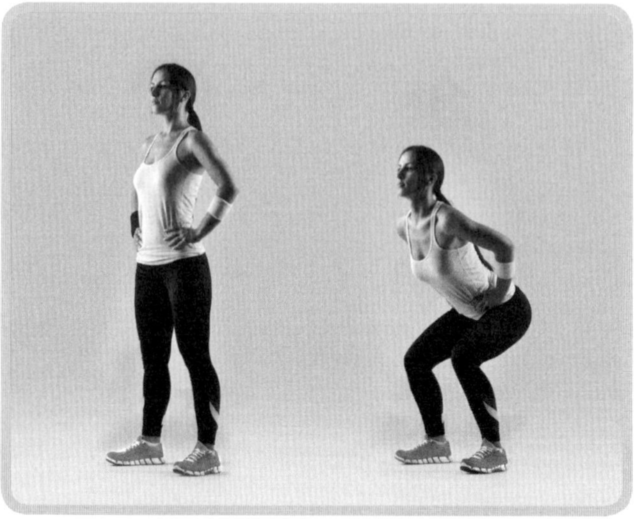

많은 당분을 저장하고 대사시키는 곳이기 때문이다.

허벅지 근육과 엉덩이 근육은 글리코겐을 근육 내에 저장했다가 필요할 때 사용해 에너지 대사의 중추적인 역할을 한다. 근육량이 부족하면 떠돌던 글리코겐이 간에서 지방으로 축적된다. 근육량이 늘면 에너지를 저장하고 또 쓸 수 있는 에너지도 늘어난다. 집에서도 쉽게 할 수 있는 무산소 운동 3가지를 소개한다.

모든 운동은 20초 운동 후 10초 휴식으로 8세트, 총 4분 진행한다.

얼터네이트 런지 자세

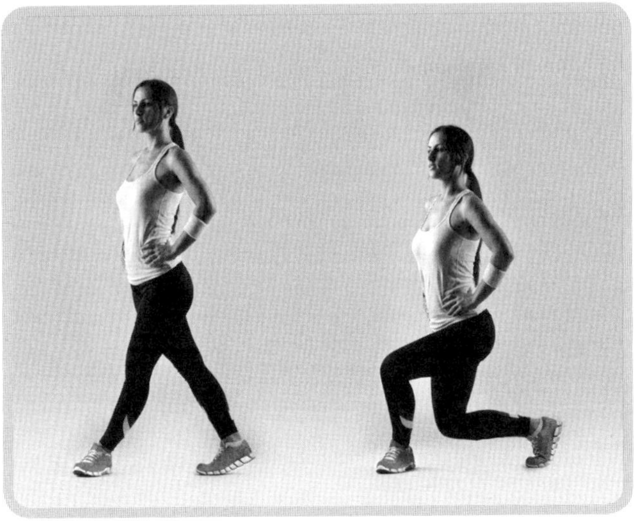

• 스쿼트Squat: 허벅지, 엉덩이 등 하체를 탄탄하게 만들어 주는 운동

ⓐ 양다리를 어깨 너비보다 조금 넓게 벌리고 선다

ⓑ 체중을 앞쪽 다리에 싣고 무릎과 발끝의 정렬을 일직선으로 유지한다

ⓒ 무릎을 앞으로 굽히면서 상체를 내린다

• 얼터네이트 런지Alternate Lunge: 가장 기본적인 하체 운동

ⓐ 양다리를 엉덩이 넓이만큼 앞뒤로 벌리고 선다

월 슬라이드 자세

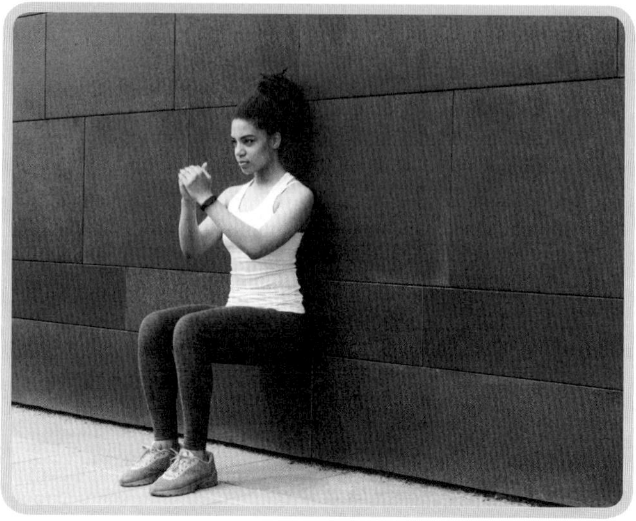

ⓑ 양 무릎과 발끝의 정렬을 11자로 유지한 후 의자에 앉듯 엉덩이를 뒤로 뺀다.

ⓒ 무릎을 굽히면서 상체를 내린다.

• 월 슬라이드Wall Slide: 체중을 이용한 운동으로 허벅지 앞쪽 근육을 강화시킨다.

ⓐ 벽에 등을 대고 선 뒤 벽에서 한 발자국 떨어진 곳에 선다.

ⓑ 무릎을 90도 각도로 유지하면서 서서히 앉는다.

ⓒ 머리와 엉덩이가 벽에서 떨어지지 않도록 주의한다.

5 다이어트를 유지하는 해독 습관

체중이 불어나는 것은 인체의 여러 기능이 제대로 작동하지 못한 결과다. 건강한 몸만이 정상 체중을 유지할 수 있다. 몸에 축적된 독소를 제거하지 않고 살을 빼려는 것은 오히려 우리 몸을 위협하는 행위일 수 있다. 하지만 해독 습관을 몸에 익힌다면 체중을 감량하고 유지할 수 있는 확고한 기초를 얻게 될 것이다.

우리 몸은 지방 세포 내부와 체액에 독성 물질을 가둬 스스로 보호하려는 성질이 있다. 반복된 다이어트를 하거나 여러 방법으로 다이어트를 시도했던 환자들을 검사해보면 해독에 필요한 간 기능이 저하되어 있거나 염증이 있는 경우를 흔히 본다.

해독 기능이 떨어진 상태로 다이어트를 한다는 것은 하수구가 막혀 있는데 물청소를 하는 것과 같다. 다이어트를 할수록 지방 세포에 갇혀 있던 독성 물질이 흘러나와 배출되지 못하고 몸속을 돌아다닌다. 설상가상으로 우리 몸은 독성 물질을 처리하기 어렵다고 인지하는 순간 아무리 굶어도 지방 세포가 더는 깨지지 않도록 대사를 조절한다. 아무리 굶어도 살은 빠지지 않을뿐더러 컨디션이 나쁠 때마다 몸이 부어오르기도 한다.

그러므로 다이어트의 순서는 몸속에 있는 독성 물질을 청소한 후에 바른 생활 습관을 잘 유지하는 것이다. 살이 찌지 않으려면 외출 후 돌아와 손을 꼼꼼히 씻고 적당량의 물을 마시며 변비가 생기지 않도록 노력하는 일상의 습관들을 몸에 익혀야 한다.

그렇다면 몸속에 돌아다니는 독소는 무엇일까?

독소란 우리 몸의 세포 기능을 방해하는 해로운 물질들을 말한다. 해로운 물질은 몸 밖에서 들어오거나 몸 안에서 만들어질 수도 있다. 밖에서 들어오는 독소는 공기 중에 떠다니는 미세 먼지, 자동차 매연, 우리가 아침에 일어나서 사용하는 목욕 제품, 화장품, 옷을 세탁하는 세제, 음식물에 들어 있는 첨가제, 농약, 음식물을 보관하는 통에서 나오는 유기 화학물 등이 있다. 한편 몸에서 만들어지는 독소는 염증 반응의 결과로 만들어진다.

사람마다 독성에 반응하는 차이가 있다. 술을 한 잔만 마셔도 취하는 사람이 있는 반면 마셔도 취하지 않아 주량을 모르겠다고 하는 사람도 있지 않은가? 사람마다 독성 물질에 대한 반응이 다를 수 있으므로 우리는 몸의 반응에 항상 민감할 필요가 있다.

일반적으로 독소나 노폐물들은 지방 조직에 많이 축적된다. 이 독소들을 해독하는 주요 기관들은 간, 신장, 대장, 폐, 림프, 피부 등이다. 늘어나는 독성 물질들을 감당하려면 이 기관들의 해독 능력을 항진시켜야 한다.

간의 해독 능력이 떨어지면 독성을 가진 물질들이 온몸에 퍼질 수가 있어서 아토피 피부염, 알레르기, 만성 피로, 비만뿐만 아니라 동맥경화, 관절염, 암, 치매 등 각종 질환을 일으킬 수 있다.

커피를 몇 잔씩 마셔도 잘 자던 사람이 예전과 달리 한 잔만 마셔도 잠이 오지 않거나 원인을 알 수 없는 알레르기성 비염이나 피부염이 발병한다면 자신의 간 해독 능력이 떨어지거나 과도한 독성 물질에 노출되고 있다는 조짐으로 이해하면 된다. 그 외 간의 해독 기능이 떨어졌을 때 가공식품, 향수, 마늘 등에 과민 반응을 보이고 소변에서 악취가 나거나 이유 없이 가려울 수도 있다.

간의 해독 과정은 1단계와 2단계로 나눌 수 있다. 1단계에서는 비타민B군, 글루타치온Glutathione, 플라보노이드Flavonoid가 필요하고 2단계에서는 글라이신Glycine, 시스테인Cystein 등의 아미노산과 비타민B군이 필요하다. 그 외 산성의 중간 물질들을 중화하려면 비타민C와 비타민E, 마그네슘, 철분, 아연, 셀레늄 등의 미네랄 등이 필요하다.

우리 몸이 감당할 수 없을 만큼 많은 독소에 노출되었을 때 인체는 살기 위해서 불가피하게 다른 조직에 필요한 영양소들을 끌어당겨 해독에 쓴다. 글루타치온 같은 물질이 대표적이다. 예를 들어 관절의 통증을 완화시키기 위해 글루코사민 영양제를 아무리 많이 먹더라도 간의 해독 기능을 보충하는 데 모두 쓰여버린다면 관절염은 낫지 않는다.

H씨의 상담 사례를 보자. 강남 학원가의 유명 강사인 H씨는 10년 이상 낮과 밤이 바뀐 생활을 하고 있다. 줄곧 이어지는 수업에 제때 식사를 못하는 것은 물론이고 수업이 끝난 후 밤늦게 폭식을 하거나 식사 후 바로 잠드는 생활이 이어지

다 보니 배가 점점 불러왔다. 상담 결과, 매 끼니를 패스트푸드로 때우고 밤늦게 돌아와 혼자 맥주를 마시는 습관이 있었다. 당장 패스트푸드를 끊고 맥주 대신 다른 여가를 찾을 수 있게 도왔다. 위의 염증 반응을 낮추고 간의 해독기능을 높여주는 영양제도 처방했다. H씨의 체중은 급속도로 빠지지는 않았다. 하지만 얼굴에 난 염증성 여드름과 이유 없이 생긴 두드러기가 없어졌으며 음주 욕구도 줄어들었다고 했다.

우리 몸은 유기적으로 연결되어 있어서 비만의 원인은 사람마다 다를 수 있고 치료 방법 또한 제각각 다를 수밖에 없다. 몸의 독성 물질을 제거하고 배출에 관여하는 장기와 기관들이 깨끗하게 유지될 수 있도록 관리를 잘한다면 우리의 건강과 몸매는 자연스럽게 개선될 것이다.

6 에너지 공장
미토콘드리아를 건강하게

영혼이 존재한다면 몸 어디에 깃들어 있을까? 중세 유럽에서는 '영혼은 머릿속에 있다'는 것이 정설이었다. 당시 영혼을 찾는다며 뇌를 절개한 이도 많았고 레오나르도 다 빈치 Leonardo da Vinci도 그중 하나였다.

그렇다면 심장 같은 중요 장기를 타인에게 이식하면 어떻게 될까? '세포 기억설'이란 것이 있다. 장기 속의 세포는 기억 기능이 있어 이식 수술을 할 때 기증자의 특성이 따라간다는 주장을 하고 있다. 사람의 생활 습관, 식성, 관심 분야, 단편 기억 등이 뇌뿐 아니라 인체의 세포 속에도 저장된다는 원리다. 애리조나주립대학교의 심리학 교수인 게리 슈왈츠 Gery

Schwartz는 20년간 장기 이식을 받은 사람을 연구해서 70여 건의 사례를 발견했다고 주장했지만 인정받지 못했다.

하지만 우리의 몸을 이루고 있는 세포 안쪽에는 미토콘드리아라고 불리는 생물이 공생하고 있다. 장기가 이식될 때 세포 속의 미토콘드리아가 함께 이동하는 것은 확실하니 영향이 없다고 할 수 없을 것이다.

모든 동물 세포에는 반드시 미토콘드리아가 있다. 형태는 키위처럼 길쭉한 타원형이고 늙은 미토콘드리아는 물기가 빠져 불규칙한 모양으로 바뀐다. 신체가 노화되면 미토콘드리아 숫자도 줄어든다.

사람의 인체에는 약 1경 개의 미토콘드리아가 있는 것으로 알려져 있다. 무게도 체중의 10%쯤 차지한다고 한다. 미토콘드리아는 대사가 왕성한 심장, 뇌, 근육, 장 세포에 특히 많이 분포하며 피부나 적혈구에는 상대적으로 그 수가 적다.

미토콘드리아는 먼 옛날 사람의 세포 속으로 들어와 공생하게 된 세균의 후예라고 추측된다. 미토콘드리아는 물려받은 DNA로 스스로 복제가 가능하다. 유전 정보를 가진 DNA는 세포의 핵에만 존재한다.

미토콘드리아가 세포와는 별개로 독자적인 DNA를 가지고 분열할 수 있다는 것은 미토콘드리아의 에너지 생산 능력이 생명 유지에 그만큼 중요하다는 것을 반증한다.

그래서 세포 내 미토콘드리아 숫자는 고정되어 있지 않고 상황에 따라 많아지거나 적어질 수 있다. 미토콘드리아의 숫자가 늘어나면 더욱 많은 에너지, 즉 ATP가 생성되는 반면에 미토콘드리아가 줄어들면 인체의 에너지도 감소하게 된다.

우리 몸의 세포 중에서 기능을 다했거나 손상 후 회복에 실패한 세포는 '세포 자살apoptosis'이라는 과정을 거쳐 사라지는데, 이 과정을 조절하는 것도 미토콘드리아다.

세포가 여러 요인에 의해 ATP의 생성이 한계치 이하로 떨어지면 미토콘드리아가 자살하라는 명령을 세포에 내린다. 매일 100억 개 정도가 죽고 새로 채워나가는 세포 사멸 프로그램의 결정권자는 세포의 핵이 아니라 공생자인 미토콘드리아인 것이다. 이 세포 자살 신호에 제대로 응하지 않고 세포가 무한 분열을 하는 것이 암이다.

미토콘드리아가 하는 가장 중요한 일은 우리가 숨 쉬고 소화시키고 생각하고 활동하는 데 필요한 모든 에너지를 만들어내는 것이다. 근래에는 인간의 정서조차도 미토콘드리아의 컨디션에 따라 좌우된다는 논문이 발표되고 있다.

자동차의 엔진도 성능의 차이가 있어서 다 같은 엔진이 아니듯이 미토콘드리아가 에너지를 만들어내는 능력도 종류에 따라 차이가 있다. 이 미토콘드리아는 부모 모두가 아니라 어머니의 미토콘드리아만이 자손으로 전달된다. 가임기 여성의 무리한 다이어트나 스트레스로 미토콘드리아가 손상되면 본인의 건강뿐 아니라 후손의 건강 상태에도 두고두고 영향을 끼칠 수 있다.

미토콘드리아의 에너지 생성 능력은 출생 후 10대까지는 일정하게 유지되다가 점차 떨어지고 40대 중후반이 되면 급격히 감소한다. 즉 어머니로부터 얼마나 질 좋은 미토콘드리아를 받는가는 내가 결정할 수 없지만 생활 방식에 따라 미토콘드리아의 기능이 떨어지는 속도를 조절할 수 있다.

미토콘드리아의 기능이 떨어지면 ATP 에너지를 만들어내지 못한다. 그러면 머리가 멍해지고 아무리 자도 피곤하고 힘이 없게 된다. 혈압 조절도 잘 안 되고 머리카락이 가늘어지며 손발이 차고 잘 붓는다. 점차 살이 잘 빠지지 않는 몸이 되는 것이다.

미토콘드리아의 숫자를 감소시키고 기능을 떨어뜨리는 가장 큰 요인은 활성 산소다. 미토콘드리아의 노화 외에 우리가 먹는 불량 음식, 입과 코로 들어오는 환경 호르몬과 독성 물질들, 약물 등이 활성 산소를 발생시킨다.

미토콘드리아를 훼손하는 약물은 고지혈증을 치료하는

데 쓰이는 스타틴Statin 계열의 약물이다. 해열 진통제, 항우울제, 항정신병약, 항불안제, 항암제, 당뇨약, 치매 치료제, 간질약 등이 대표적이다.

이 약물들은 피로나 근육통 같은 가벼운 증상, 성장 장애, 자폐증, 치매, 경련, 편두통, 신경 질환, 위장관 장애, 시력 장애, 청력 장애, 당뇨 등 머리에서 발끝까지 미토콘드리아가 분포해 있는 기관들에 다양한 증상을 유발할 수 있다.

이를 보면 우리나라 성인의 30%에 해당하는 대사 증후군 환자들의 고혈압, 당뇨, 고지혈증의 원인을 교정하여 개선하지 않고 약물 치료만 반복하는 것이 얼마나 위험한지 알 수 있다.

7 신진대사를 높이는 체온 관리

추운 겨울, 오들오들 떨고 있는 성냥팔이 소녀처럼 배고픔을 참으면서 견디는 상태를 '성냥팔이 소녀 증후군'이라고 한다. 성냥팔이 소녀 증후군이란 굶는 다이어트를 반복하는 사람들의 체온이 차갑게 바뀌고 신진대사가 저하되어 아무리 식사량을 줄여도 지방이 쉽게 축적되어 살이 잘 빠지지 않는 것을 빗대어 표현한 것이다. 식사로 들어온 음식물이 잘 분해되고 흡수되어 에너지로 쓰이려면 대사가 활성화되어야 한다고 앞서 강조했다.

우리 몸의 물질대사는 모두 생화학 반응이다. 체온이 올라가면 이런 화학 반응이 원활히 진행되고 에너지 분해가 잘되어 다이어트 효과를 본다. 체내에서 대사에 필요한 효소들이 활성화되는 온도는 37~40℃인데 체온이 0.5℃ 내려가면 효소 작용의 비활성화로 면역력이 35%나 떨어진다. 즉 체온이 낮아진다는 것은 면역력이 떨어지고 살이 쉽게 찌는 몸으로 바뀐다는 것을 의미한다.

그렇다면 체온이 떨어지는 이유는 무엇일까?

첫째, 운동 부족으로 근육량이 감소하고 기초 대사량이 감소하기 때문이다. 몸속에서 열을 가장 많이 생산하는 기관은 근육이다. 평균적으로 체온의 40% 이상은 근육에서 만들어진다. 생활이 편리해지면서 근육의 사용량이 줄어들고 운동 부족으로 인해 근육이 쇠퇴하면서 체온 또한 낮아지게 된다.

둘째, 스트레스를 지나치게 많이 받으면 교감 신경이 우위가 되어 혈관이 수축하는 시간이 길어진다. 그 결과 온몸의 혈액 흐름이 더뎌져 체온이 낮아진다.

셋째, 갑상선호르몬이 원활하게 작용할 수 있는 미네랄의 균형이 깨질 때 전반적인 대사 저하로 체온이 떨어진다.

반대로 체온을 올리는 방법은 운동으로 근육량을 늘리고 스트레스를 조절해가며 갑상선호르몬의 기능을 높이면 된다. 체온이 1℃ 올라가서 기초 대사량이 10% 정도 증가한다면 남성은 230kcal, 여성은 180kcal 이상이 하루에 자연적으로 소모된다. 이를 매일 누적해서 모으면 결코 적은 양이라고 할 수 없다.

체온을 올리기 위한 실천법은 다음과 같다.

(1) 잘 챙겨 입는다

태아의 뒷목, 겨드랑이, 견갑골 주변부는 흰색이 아니라 갈색 지방으로 덮여 있다. 이 갈색 지방은 흰색 지방보다 미토콘드리아가 풍부하고 발열 효과가 뛰어나다. 갈색 지방 분포 부위를 잘 덮어주기만 해도 보온 효과가 상당하다. 목도리 하나만 둘러도 체감 온도는 3℃나 올라간다. 옷을 많이 껴입을수록 몸이 따뜻해진다. 두꺼운 외투 하나를 입는 것보다 얇은 옷을 여러 겹 입어 옷과 옷 사이에 공기층을 만들어 보온 효과를 높이자. 발이 차가운 사람은 두꺼운 양말을 신는 것보다 얇은 양말을 겹쳐 신는 것이 좋으며 복사뼈 위까지 덮는 것이 좋다.

(2) 잘 챙겨 먹는다

수분은 체온을 조절하는 데 중요한 역할을 한다. 미지근한 물 혹은 따뜻한 물을 자주 마셔 몸속부터 따뜻하게 해주는 것이 체온을 올리는 데 효과적이다. 체온을 올리는 것으로 알려진 마늘, 생강, 인삼 등의 섭취를 늘리는 것도 도움이 되고 고추, 피망을 즐겨 먹자.

⑶ 근육량을 늘린다

근육의 80%는 하체에 분포하므로 하체 근육량을 늘릴 수 있는 스쿼트, 런지 같은 운동을 생활화하면 다이어트에 큰 도움이 된다.

⑷ 스트레스를 해소할 수 있는 자신만의 방법을 찾는다

몸과 마음은 하나다. 살아 있는 기쁨을 느끼지 못하는 사람은 아무리 좋은 습관을 지키고 좋은 음식을 먹는다 해도 효과가 잘 나타나지 않는다. 반대로 긍정적으로 생활하는 사람은 다소 건강하지 못한 습관이 있더라도 심각한 병으로까지 잘 진행되지 않는다. 마음에 좋은 것이 몸에도 좋고 몸에 좋은 것은 마음에도 좋다.

날씬한 몸이 아니라 건강한 몸을 위하여

살을 빼려는 사람들에게 그 동기를 물어보면 '매력적인 외양을 갖고 싶어서', '입고 싶은 옷을 맘껏 입고 싶어서', '사랑받고 싶어서', '자신감을 갖기 위해서' 또는 '비만이 고혈압, 당뇨, 고지혈증 발생의 위험을 높이거나 암의 위험도를 올릴 것 같아서' 등의 이유를 댄다.

대부분 사람은 살이 빠지는 것과 지방이 줄어드는 것이 같은 말이라고 생각한다. 그래서 지방을 건강의 적으로 생각하고 약이나 보조 식품을 먹거나 지방을 녹이는 주사를 맞는다.

그런데 실제로 내 몸에서 지방 덩어리를 억지로 떼어놓으면 저절로 콜레스테롤이 내려가고 심장병이나 중풍에 걸릴 확률도 떨어질까?

그렇지 않다.

비만은 고혈압, 당뇨 같은 병의 원인이 아니라 건강하지 않은 몸의 결과로 비만해지는 과정에서 혈압도 올라가고 혈당도 올라간 것이다. 살이 쪄서 건강하지 않은 것이 아니라 건강하지 않기 때문에 비만, 당뇨병, 심장병, 뇌혈관 질환이 생긴다.

오래전 원시 시대 때 인간은 먹을 것이 떨어질 때를 대비했다. 그래서 우리 몸은 지방에 에너지를 저장해두고 에너지가 부족하면 찾아서 썼다. 그때는 먹거리가 떨어지는 것이 생명을 위협받는 일이었다. 수만 년이 지나 먹을 것이 풍부한 지금도 우리의 몸은 스트레스를 받으면 먹거리가 떨어진다는 신호로 받아들여 지방을 축적하려고 노력한다.

지방은 우리가 살아남기 위한 생존을 위한 도구다.

그러므로 생존을 위협하는 정신적, 육체적 스트레스가 사라지지 않으면 지방은 줄어들지 않는다.

우리 몸 각각의 세포는 탄수화물, 지방, 단백질과 같이 열량을 내는 영양소뿐 아니라 에너지를 낼 때 필요한 비타민, 미네랄 등이 부족할 때도 뇌에 필요한 것을 보내달라고 신호를 보낸다. 그 신호를 식욕으로 오해해 식욕 억제제로 누르거나 무시할 때 몸은 요요라는 결과물을 내놓는 것이다.

그러니 체지방을 줄이기 위해 운동이나 식이 요법을 하기 전에 당신의 에너지 공급 체계에 문제가 있는지 먼저 파악하라!

복부나 팔다리를 위한 시술들은 식사 습관을 교정하고 비만의 원인이 되는 수면이나 생활 습관, 위, 장, 간의 문제, 호르몬의 불균형 등이 해결되고 난 후에 시술해야 빛을 발할 수 있다. 살이 빠지기를 원하는가? 목표를 체중 감소가 아니라 건강 회복에 두어라.

당신의 몸이 회복되고 있다는 증거는 어디서 찾을 수 있을까? 아침에 일어났을 때 에너지가 충만하고 수면의 질이 좋아지며 소화가 잘되고 탄수화물이나 술을 먹고 싶은 충동이 줄어든다면 지방을 분해할 준비는 마친 것이다. 지방이 쌓이는 것은 단지 증상일 뿐이고 지방을 에너지로 변환시켜 사용할 수 있는 열쇠를 찾아내는 것이 우리가 할 몫이다.

지금부터는 “증상만 치료하지 말자.”

굶어도 살이 빠지지 않거나 늘 먹는 생각이 머리를 떠나지 않고 반복된 요요로 고생하고 있다면, 중년이 되어 이유 없이 뱃살이 늘고 검진에서 이상 소견이 하나둘 생기고 있다면, 전문가의 도움을 받아 내 몸의 이상이 있는지부터 찾아보기를 바란다.

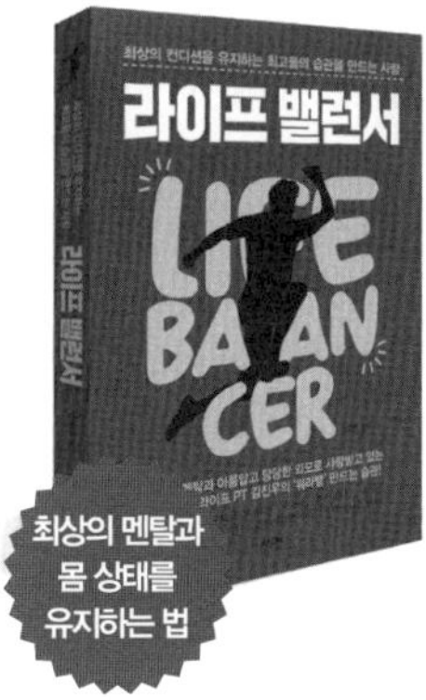

라이프 밸런서

김진우 지음 | 14,000원

셀럽들의 건강과 생활 습관을 책임지고 있는 국내 1호 life balancer 김진우가 알려주는, 건강하고 균형 잡힌 삶을 위해 당신이 할 일들

과거에는 PT가 나에게 맞는 운동을 설계해주는 '맞춤형 운동 전문가'의 개념이었다. 그러나 단순히 하나의 솔루션으로 건강을 담보할 수 있는 지금은 '균형 잡힌 삶을 설계해주는 인생 파트너'의 개념으로 바뀌고 있다.
더 좋고, 있어보이는 라이프스타일은 찾아 헤매면서 정작 자신의 삶을 좌우하는 몸과 마음의 라이프밸런스는 왜 신경 쓰지 않는가? 저자 개인의 경험과 셀러브리티들의 삶의 밸런스를 관리해준 사례를 통해 평범한 사람도 일-건강-생활의 균형을 찾을 수 있도록 구체적인 방법을 제시하는 이 책을 통해 독자들도 더욱 행복한 삶을 살 수 있을 것이다.

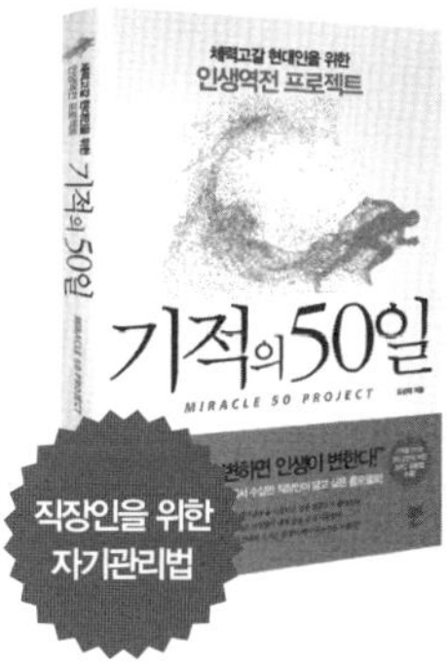

기적의 50일

김성태 지음 | 13,800원

체력고갈 현대인을 위한 인생역전 프로젝트! 건강한 몸으로 바꿔 자신감을 회복하는 데 필요한 최소한의 시간 50일

50일은 긍정적 항상성에 몸이 적응하면서 내적인 변화를 겪고, 그 결과 외적으로 몸의 변화가 나타나는 최소한의 시작점이다. 50일 동안 인생의 긍정적 변화에 적응하고 외적 변화를 경험한 사람이라면 50일 이후에는 스스로 미라클 라이프를 즐기게 된다.
'100일이 아닌 50일, 다이어트가 아닌 체력관리, 외적 변화가 아닌 내적 변화'라는 식으로 운동의 관점을 바꾸면서, 현대인이 왜 운동해야 하는지 명확한 동기를 제시하고 있다.